BEI GRIN MACHT SICH IHR WISSEN BEZAHLT

AF136044

- Wir veröffentlichen Ihre Hausarbeit,
  Bachelor- und Masterarbeit

- Ihr eigenes eBook und Buch -
  weltweit in allen wichtigen Shops

- Verdienen Sie an jedem Verkauf

Jetzt bei www.GRIN.com hochladen
und kostenlos publizieren

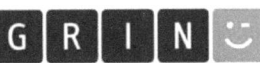

Bibliografische Information der Deutschen Nationalbibliothek:

Die Deutsche Bibliothek verzeichnet diese Publikation in der Deutschen National-bibliografie; detaillierte bibliografische Daten sind im Internet über http://dnb.d-nb.de/ abrufbar.

Impressum:

Copyright © 2019 GRIN Verlag
Druck und Bindung: Books on Demand GmbH, Norderstedt Germany
ISBN: 9783346118660

Dieses Buch bei GRIN:

https://www.grin.com/document/535294

Sindy Rennert

Gewaltprävention als Managementaufgabe. Interventionsmaßnahmen bei Gewalt in der Pflege

GRIN Verlag

GRIN - Your knowledge has value

Der GRIN Verlag publiziert seit 1998 wissenschaftliche Arbeiten von Studenten, Hochschullehrern und anderen Akademikern als eBook und gedrucktes Buch. Die Verlagswebsite www.grin.com ist die ideale Plattform zur Veröffentlichung von Hausarbeiten, Abschlussarbeiten, wissenschaftlichen Aufsätzen, Dissertationen und Fachbüchern.

Besuchen Sie uns im Internet:

http://www.grin.com/

http://www.facebook.com/grincom

http://www.twitter.com/grin_com

Inhaltsverzeichnis

1. Einleitung

In den Medien erleben wir nahezu täglich Berichte über häusliche Gewalt oder sexuelle Übergriffe. Dabei handelt es sich meist um die schwersten Fälle. Längst jedoch hat auch die Gewalt in der Pflege ihren Einzug in Öffentlichkeit gehalten. Laut einer Studie der B. Braun-Stiftung und des Deutschen Instituts für angewandte Pflegeforschung berichtet jeder Dritte Pflegende, dass Maßnahmen gegen den Willen der Patienten alltäglich sind. Vermehrt wird offiziell auch von Fällen in den Medien berichtet, dass Bewohner von Altenheimen drangsaliert und misshandelt werden[1].

Ein Beispiel ist das Urteil von Amtsgericht Schwarzenbek aus Januar 2017. Eine 94-jährige Frau wurde in einem Altenheim der AWO in Lauenburg von Ihrem Pfleger geschlagen und misshandelt. Sie erlitt Gesichtsprellungen und diverse Hämatome. Ihr 32-jähriger Pfleger wurde nach §132 des StGB zu 80 Tagessätzen von insgesamt 2.400 Euro verurteilt[2].

Doch auch die Gewalt gegenüber den Pflegekräften verschärft sich zunehmend. Fast jeder siebte gibt an in den letzten 3 Monaten selbst Opfer von Gewalt geworden zu sein. Gewalt fängt früh mit kleinen Gesten an. Nur durch eine frühestmögliche Wahrnehmung und das Erkennen erster Anzeichen von Fehlverhalten zwischen Pflegepersonal und Pflegebedürftigen lässt sich der Gewalt präventiv entgegenwirken[3].

Meine eigenen, persönlichen Erlebnisse und Beobachtungen stellen die Motivation für diese Arbeit dar. Das Ziel dieser Hausarbeit ist, ein präventives Konzept mit Interventionen zur Gewaltprophylaxe für meine Einrichtung zu erstellen, um den eigenen Mitarbeitern einen Leitfaden mit in die Hand zu geben, um bestmöglich sensibilisiert und vorbereitet zu sein.

Dazu werde ich im ersten Teil die theoretischen Grundlagen, aktuellen Erkenntnisse sowie mögliche Modelle erläutern. Im zweiten Teil geht es um praktische Umsetzungsmöglichkeiten und der Erstellung eines Beispielkonzepts nach dem Motto „Best Practice"

---

[1] vgl. https://www.bbraun-stiftung.de/de/service/newsroom/untersuchung-zeigt--pflegende-werden-mit-gewalterfahrungen-zu-hae1.html, Zugriff: 28.07.2019, 10:46 Uhr
[2] vgl. https://www.ln-online.de/Lokales/Lauenburg/Urteil-Altenpfleger-misshandelte-94-Jaeh-rige, Zugriff: 28.07.2019, 10:55 Uhr
[3] vgl. Gewalt in der Pflege; Wie es dazu kommt. Wie man sie erkennt. Was wir dagegen tun können. 2015

2. Definitionen

2.1 Aggression

2.1.1 Begriff

Das Wort Aggression ist eine Zusammensetzung aus dem lateinischen Wort „gressio" und der Vorsilbe „ad". Erstmals wurde der Begriff im 18. Jahrhundert verwendet und bedeutet je nach Zusammenhang so viel wie „an etwas herangehen" oder „herausfordern / angreifen"[4]. Wissenschaftliche Bedeutung in der Psychologie erlangte das Wort vor ungefähr 100 Jahren, dessen bisherigen Höhepunkt in der Aggressionsforschung das Buch „Frustration und Aggression" von Dollard, Doob, Miller, Mowrer und Sears aus dem Jahr 1939 darstellt. Gemessen an der Geschichte der Philosophie und Psychologie ist das Thema Aggression ein relativ junges Forschungsgebiet, aufgrund dessen es mehr als ein Dutzend unterschiedlicher Ansätze zur Definition und Erklärung gibt. Neben der positiven Bedeutung von Bündelung der Kräfte oder zur Verteidigung gerichteter Emotionen wird die Aggression vor allem mit negativen Aspekten in Verbindung gebracht.

Ursprung und Auswirkungen der Aggression werden nach Dorsch & Becker-Carus auf eine dynamische Machtsituation zurückgeführt, in der eine Minderung oder Steigerung der eigenen Macht, sei es tatsächlich oder nur scheinbar, zu einem bewussten Verhalten bzw. Gegensteuern veranlasst[5]. Dabei richtet sich die (Re-)Aktion gegen Personen oder Gegenstände, Ziel kann jedoch auch die eigene Person sein (Selbsthass, -schädigung). Dietrich & Walter sehen darüber hinaus die Destruktion als höchste Form der Aggression an, mit dem Ziel, das Objekt nicht nur zu schädigen, sondern es zu zerstören[6]. Eine weitere Rolle spiel laut Dorsch & Traxel die sexuelle Beziehung zu Grausamkeit und der Zufügung von Schmerz an der eigenen oder fremden Person, durch dessen Machtgefühl eine Luststeigerung hervorgerufen wird[7]. Ergänzend kann die Definition von Köck & Ott herangezogen werden, die beschreibt, dass Aggression ein ungerichtetes Energiepotential darstellt, dass zur Entladung drängt[8].

Zusammenfassend kann das Wort Aggression als eine Verhaltensweise beschrieben werden, die absichtlich erfolgt, Schaden anrichtet bzw. anrichten soll und somit von der gesellschaftlichen Norm abweicht. Dollard beschrieb Aggression „als eine Handlung, deren Zielreaktion die Verletzung eines Organismus (oder Organismus-Ersatzes) ist."Ist eine Tat nicht beabsichtigt, richtet jedoch Schaden an, wird von einem Vergehen gesprochen. Im Gegenzug dazu ist eine beabsichtigte Tat, die ursprünglich keinen direkten Schaden verursachen sollte, aber durch unterschiedliche Umstände dazu verleitet, eine Affekthandlung.

---

[4] vgl. https://de.wikipedia.org/wiki/Aggression, Zugriff: 30.07.2019, Uhrzeit: 14:16 Uhr
[5] vgl. Psychologisches Wörterbuch 1976, S. 11f
[6] vgl. Grundbegriffe der psychologischen Fachsprache 1972, S. 18
[7] vgl. Psychologisches Wörterbuch 1963, S. 7
[8] vgl. Wörterbuch für Erziehung und Unterricht 1994, S. 16

2.1.2 Formen

Aggressionen erscheinen in vielerlei Formen und sind nicht einem bestimmten Typ zuzuordnen. Je nach Ausrichtung und Auswirkung muss differenziert werden. Dabei kann in folgende Formen unterschieden werden:

- Verbal-aggressives Verhalten
  Beispiel: Patienten oder Bewohner, die vor sich hin fluchen, andere beschimpfen oder Gewalt androhen
- Nonverbale Gewaltandrohung
  Beispiel: Mit dem Fuß aufstampfen, spucken oder mit dem Gehstock Gewalt androhen
- Tatsächlich aggressives Verhalten
  Beispiel: Anwendung von körperlicher Gewalt oder bewusstes Zerstören von Gegenständen
- Selbstgerichtete Aggression
  Beispiel: Selbstverletzungen oder suizidale Handlungen[9]

2.2 Gewalt

2.2.1 Begriff

Der Ursprung des Begriffs Gewalt liegt im lateinischen Wort violentia, das gewaltsam, ungestüm und wild bedeutet. Wie die Aggression kann das Wort Gewalt positiv (Bsp. Staatsgewalt) wie negativ (Bsp. Körperliche Gewalt) assoziiert werden. Im Kontext dieser Arbeit liegt der Fokus auf den negativen Auswirkungen der Aggression, da Gewalt als schwerwiegendste Form von Aggression mit intensivster Ausprägung gesehen werden kann und damit unausweichlich miteinander verbunden sind bzw. nicht klar voneinander getrennt definiert werden können. Im weiteren Verlauf wird daher der Begriff Gewalt verwendet[10].

„Die Weltgesundheitsorganisation (WHO) definiert Gewalt in ihrem 2002 erschienen Weltbericht „Gewalt und Gesundheit" wie folgt: Gewalt ist der tatsächliche oder angedrohte absichtliche Gebrauch von physischer oder psychologischer Kraft oder Macht, die gegen die eigene oder andere Person, gegen eine Gruppe oder Gemeinschaft gerichtet ist und die tatsächlich oder mit hoher Wahrscheinlichkeit zu Verletzungen, Tod, psychischen Schäden, Fehlentwicklungen oder Deprivation führt[11]."

---

[9] vgl. Prävention von Aggressionen und Gewalt in der Pflege: Grundlagen und Praxis des Aggressionsmanagements für Psychiatrie und Gerontopsychiatrie 2010, S.12.
[10] vgl. https://www.oegkv.at/fileadmin/user_upload/Publikationen/Diplomarbeiten/FBA-Dienstl_Christian.pdf, Zugriff:31.07.2019, 20:56 Uhr
[11] Begriffsbestimmungen Gewalt, URL: https://gewaltpraevention.tsn.at/node/11, Zugriff: 29.07.2019, 19:16 Uhr

Weiter heißt es: „Unter Gewalt gegenüber älteren Menschen versteht man eine einmalige oder wiederholte Handlung oder das Unterlassen einer angemessenen Reaktion im Rahmen einer Vertrauensbeziehung, wodurch einer älteren Person Schaden oder Leid zugefügt wird[12]." (WHO)

„Unter „Gewalt" gegen Pflegebedürftige versteht man verbale, körperliche, funktionelle Handlungen, die systematisch Pflegebedürftige schädigen oder deren Schädigung in Kauf nehmen, sowie Handlungen, die in einer Pflegesituation zwangsweise etwas gegen den Willen der betroffenen Person durchsetzen (wollen)[13]."

In Bezug zur Definition von Aggression kann auch hier zusammenfassend von einer absichtlichen, schädigenden Tat gegen die eigene oder weitere Person (oder Gegenstände) gesprochen werden.

2.2.2 Formen

Gewalt kann in direkte und indirekte Gewalt unterteilt werden. Die Wissenschaft unterscheidet ferner nach personaler Gewalt (direkt) und struktureller Gewalt (indirekt). Nach Christian Grieß (Gewalt in der Pflege von Angehörigen, 2012) erfolgen weitere Unterscheidungen in institutionelle und kulturelle Gewalt (indirekt).

Personale Gewalt richtet sich direkt an die eigene oder eine andere Person. Dabei können verschiedene aktive und passive Ausprägungen beobachtet werden:

- Physische Misshandlung (z. B. Schlagen, Treten, Schubsen, ruckartiges hochziehen aus dem Bett)
- Psychische Misshandlung & Verletzungen der Seele (z. B. Beleidigen, Drohen, Ignorieren, Brüllen, Einschüchtern)
- Sexuelle Gewalt (z. B. Nötigung, Übergriffe)
- Finanzielle Gewalt (z. B. Ausbeutung, Vollmachtsmissbrauch)
- Vernachlässigung (z. B. Vernachlässigung des Waschens oder des Essens)
- Einschränkung des freien Willens (z. B. unnötige freiheitsentziehende Maßnahmen (FEM) oder Sedierungen durch Medikamente)

Strukturelle Gewalt beschreibt Vorgaben oder Regeln, die eine feste Struktur den beteiligten Personen auferlegt. Dabei können Bedürfnisse oder persönliches Handeln eingeschränkt werden. Diese Form der Gewalt kann in Pflegeeinrichtungen beobachtet werden, beispielsweise ein vorgegebener, ungewohnter Tagesablauf für die Bewohner.

Die **institutionelle Gewalt** wird von Institutionen wie Ämtern oder Einrichtungen ausgeübt. Pflegebedürftige erleben ein Beispiel dieser Gewaltform bei der Krankenversicherung.

---

[12] Gewalt in der Pflege, URL: https://www.pflege-durch-angehoerige.de/gewalt-pflege/, Zugriff: 30.07.2019, 09:17 Uhr
[13] Konzept Gewaltprävention, URL: https://www.altenheime-wuppertal.de/upload/23417584-Konzept-Gewaltpraevention.pdf, Zugriff: 28.07.2019, 07:00 Uhr

Kulturelle Gewalt beschreibt die Traditionen, Werte oder Lebensanschauungen einer Kultur, die die Lebensweise einer Person beeinflussen. Als Beispiel können religiöse, länder- oder geschichtsspezifische Ansichten aufgeführt werden[14].

2.3 Aggression und Gewalt in der Pflege

2.3.1 Definition

Während Aggression allgemein als zielgerichtet und schädigend klassifiziert werden kann, ist bei der Begrifflichkeit Gewalt im Bereich der Pflege zu differenzieren. Nicht jede Handlung ist mit dem Ziel verbunden, eine Person zu schädigen. Die Ausübung von Gewalt gegenüber Patienten beinhaltet auch Maßnahmen zum Schutz des Patienten, Mitarbeitern oder Dritten oder zur Sicherstellung des Wohlbefindens. Dadurch kann oftmals eine Notwendigkeit für ebendiese Handlungen entstehen, da nicht jeder Patient in der Lage ist, eigenverantwortlich zu handeln. Als Beispiel könnte hier Zwangsernährung oder das Verabreichen lebenswichtiger Medikamente gegen den Willen des Patienten angeführt werden.

Doch nicht jede Maßnahme kann auf diese Weise legitimiert werden. So können zum Beispiel Immobilisierungen von dementen Patienten oder das strikte Durchsetzen des täglichen Ablaufplanes als Gewalthandlung angesehen werden. Gerade der Bereich der Selbstbestimmung ist ein Herd für Aggressionspotenzial in der Pflege und täglich anzutreffen.

Es bleibt jedoch festzuhalten, dass nicht jede Gewaltausübung einen aggressiven Hintergrund besitzt[15].

3. Theorien zur Entstehung von Aggression

Einhergehend mit der ca. 100-jährigen Aggressionsforschung bilden sich verschiedene Theorien über den Ursprung von Aggressionen heraus. Die bekanntesten Theorien stellen die Instinkt- und Triebtheorie, die Frustrations-Aggressions-Theorie und die Lerntheorie dar. Nach Erich Grond, Psychotherapeut mit Schwerpunkt Altenpflege und Demenz, wird jedoch keine dieser Theorien einer vollständigen Erklärung bzw. Lösung der Problematik gerecht.

3.1.1 Biologische Aggressionstheorie

Basierend auf den Forschungen des bekannten Verhaltensforschers Konrad Lorenz geht die 1963 veröffentlichte **Instinkttheorie** von einer sich stets wiederaufbauenden, natürlichen Energie aus, die wiederholt abgebaut werden muss, da angestaute Energie Aggressionspotential beherbergt. Lorenz begründet diese Theorie auf Grundlage der Evolutionsbiologie, da natürliche Aggression nicht nur zu Dominanz- und Hierarchiezwecken eingesetzt werden

---

[14] vgl. https://www.pflege-gewalt.de/, Zugriff: 11.08.2019, 18:54 Uhr
[15] vgl. Professionelles Deeskalationsmanagement (ProDeMa) Praxisleitfaden zum Umgang mit Gewalt und Aggression in den Gesundheitsberufen 2005, S.15

kann, sondern auch zum Schutz der Nachkommen notwendig ist. Aggression ist in diesem Zusammenhang nicht nur positiv, sondern auch überlebenswichtig. Laut S. Spielrein mündet diese Energie jedoch ab einem gewissen Punkt in destruktive Aggression. Kritik an der Instinkttheorie verübt E. Grond, weil die Beobachtungen von Lorenz an Tieren gemacht wurden und daher nicht vollständig auf den Menschen übertragbar sind[16].

Die **Triebtheorie** wurde von Siegmund Freud erhoben. Nach Freud können gewisse Handlungen und Verhaltensweisen auf Triebe zurückgeführt werden, die letztlich auf den Liebes- und Todestrieb reduziert werden können. Während der Liebestrieb der Erhaltung und Entstehung des Organischen diene, sei der Todestrieb im Gegenzug der Zerstörung und vollständigen Vernichtung gewidmet. Eine einhergehende Beeinfluss der Triebe bewirken eine Ausrichtung nach außen, sodass der Todestrieb gegen seine Umwelt und nicht gegen die ursächliche Person gerichtet ist. Auf diese Weise entstehe der Aggressionstrieb. Aggressionen seien in diesem Zusammenhang natürlicher Bestandteil des „Ichs" und „Über-Ichs", die er in seinem bekannten Strukturmodell begründet hat. Da das „Über-Ich" eine herrschende Funktion gegenüber den weiteren Teilen der Persönlichkeit besitzt und durch gesellschaftliche Normen Grenzen gesetzt werden, stehe die Aggression vor der Wahl, sich gegen andere oder die eigene Person zu richten. Eine Entladung der Aggression ist unausweichlich. Um diesem Konflikt zu entgehen, bestehe die einzige Möglichkeit in der Kultivierung des Liebestriebs, um aggressive Energie positiv in konstruktive Aktivitäten einzusetzen. Auch an dieser Theorie übt Grond Kritik, da moderne Psychoanalysen Aggression nicht als aktiven Part der Persönlichkeit betrachten, sondern als reaktive Antwort auf Einwirkungen in die Persönlichkeit sehen. Grond führt als Beispiel an, dass Vernachlässigung in der Pflege zu Kränkung und somit zu aggressiven Reaktionen führt.

Ferner führt er aus, dass Menschen mit einem geringen Selbstwertgefühl oftmals zu aggressivem Verhalten neigen. Er gibt als Beobachtung an, dass nach diversen Experimenten ein geringes Selbstwertgefühl mit einem niedrigen Serotoninspiegel in Verbindung gesetzt wird und eine erhöhte Bereitschaft zur Gewalt zeigt. Ähnlich verhält es sich bei dem männlichen Hormon Testosteron. Männer zeigen eine erhöhte Bereitschaft zu offener Gewalt, als Frauen. Eine stichhaltige Begründung dazu bleibt jedoch aus[17].

3.1.2 Psychologische Aggressionstheorie

Die **Frustrations-Aggressions-Theorie** wurde von Dollard und Miller im Jahr 1939 beschrieben und baut auf den beiden Axiomen „Aggression ist immer eine Folge von Frustration" und „Frustration führt immer zu einer Form von Aggression". Später wurde die Theorie in der Annahme erweitert, dass Frustration nicht immer nur zu einer Form von Aggression, aber unausweichlich zu einer Reaktion führe.

Ein weiterer Ansatz zur Entstehung von Aggression stellt die **Lerntheorie** von Albert Bandura aus dem Jahr 1977 dar. Die ursprüngliche Lerntheorie entstand durch die bekannten Psychologen Pawlow, Skinner und Thorndike in

---

[16] vgl. Grond 2007, S.19
[17] Hausarbeit Aggressionsmanagement in Gesundheitseinrichtungen 2015

den 1960er Jahren und beruht auf klassischer sowie operanter Konditionierung. Aggression kann in dieser Hinsicht durch Beobachtung und / oder Bestätigung erlernt werden. Besonders bei Kindern kann dieser Ursprung durch die Beeinflussung durch erwachsene Vorbilder und Medien beobachtet werden. Aber auch in der Pflege finden Formen der Aggression ihren Ursprung in der Lerntheorie. Führen aggressionsgetriebene Maßnahmen zur erfolgreichen Abstellung von unerwünschtem Verhalten bei Bewohnern bzw. Patienten, könnten diese von anderen Pflegekräften imitiert werden.

Der pädagogische Psychologe Hans-Joachim Kornadt stellte im Jahr 1982 die **Motivationstheorie** auf. Diese verbindet die Elemente Ärger-Affekt, Frustrationsattribute, Werte und Ziele sowie „Aggressionshemmungen" aus mehreren Theorien auf komplexe Art. Im Kern beschreibt die Theorie, dass gesunde Menschen gelernt haben, ihre Aggressionen zu kontrollieren, während psychisch kranken Menschen die Fähigkeit verloren gegangen ist. Auf diese Theorie könnten aggressive Handlungen von an Demenz erkrankten Menschen zurückgeführt werden[18].

3.1.3 Soziologische Theorien

In der soziologischen Aggressionstheorie wird weniger die Beziehung zwischen zwei Parteien betrachtet, sondern ferner der gesellschaftliche Kontext herangezogen, wodurch gewisse Dynamiken wie zum Beispiel Gruppenzwang betrachtet werden. Erich Grond zog dabei das Stanford-Experiment heran, in dem junge Studenten entweder als Häftling oder als Wärter zugeteilt wurden und das alltägliche Gefängnisleben simulierten. Nach kürzester Zeit entstanden Aggressionen, die in körperlicher und seelischer Gewalt endeten und zum Abbruch des Experiments führten. Es stellt sich die Frage, ob das Aggressionspotenzial jedes einzelnen Studenten der Grund für diesen Verlauf darstellen oder ob der Gruppenzwang die Hauptlast trägt. Grond baut weiter aus, dass diese Gruppendynamik auf die Pflege übertragbar sei, da eine ähnliche Konstellation gegeben ist[19].

Dr. Dirk Richter erweitert die soziologische Theorie um die Legitimierung eigener Handlungen. Dabei rechtfertigt ein als aggressiv empfundenes Verhalten meines Gegenübers eigene aggressive Handlungen. In diesem Sinne wird die Vorhandlung des Anderen als falsch betrachtet, wodurch eine Bestrafung legitimiert ist[20].

---

[18] Hausarbeit Aggressionsmanagement in Gesundheitseinrichtungen 2015
[19] Grond 2007, S.23
[20] Hausarbeit Aggressionsmanagement in Gesundheitseinrichtungen 2015

4. Erklärungsmodelle

Als Grundstein für moderne Deeskalationsmethoden in der Pflege dienen verschiedene Erklärungsmodelle der Aggressionsentstehung bzw. dessen Verlauf. Hervorzuheben sind hier die Modelle nach Colin MacKay, Glynis Breakwell und Henk Nijman.

4.1.1 Modell Colin MacKay

Das in 1994 veröffentliche Modell nach Colin MacKay beschreibt den situationsspezifischen Zusammenhang zwischen Patient, Mitarbeiter, Umgebung und Interaktion. Dabei definiert er bestimmte Merkmale, die letztlich zu einem bestimmten Ergebnis führen[21].

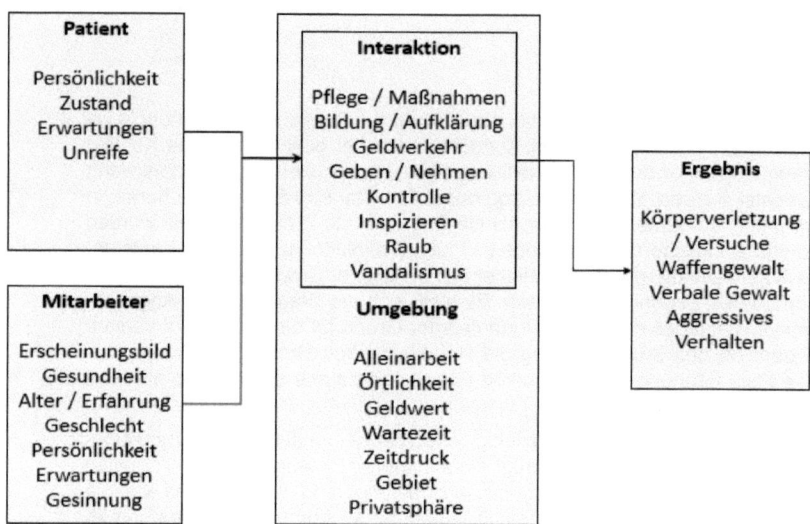

Abbildung 1 - Modell nach MacKay (Violence and Health Care Professionals)[22].

4.1.2 Modell Glynis Breakwell

Das nach Glynis Breakwell benannte und 1998 veröffentliche Eskalationsphasenmodell beschreibt die zeitliche Abfolge der idealtypischen 5 Phasen einer aggressiven Eskalation. Dabei soll den Pflegemitarbeitern die Möglichkeit gegeben werden, die Situation richtig einschätzen zu können und entsprechend zu (be-)handeln.

---

[21] vgl. Violence and Health Care Professionals 1994
[22] Violence and Health Care Professionals 1994

Die Phasen gliedern sich wie folgt:

- Auslösephase
  Normales Verhalten verändert sich zunehmend
- Eskalationsphase
  Die aggressive Energie steigt, die Person ist mit logischen Argumenten nicht zugänglich
- Krisenphase
  Physische und psychische Anspannung sind auf dem Maximum, einziges Ziel ist die Sicherheit aller Beteiligten zu wahren
- Erholungsphase
  Die Spannungen bauen sich langsam ab, die erneute Steigerung ist jedoch möglich. Weitere Inventionen unterliegen einer Risikobetrachtung
- Nach-Krisenphase
  Die Spannungen sind abgebaut, es stellt sich Erschöpfung ein. Schuldgefühle, Scham bis zu Depressionserscheinungen können die Folge sein[23].

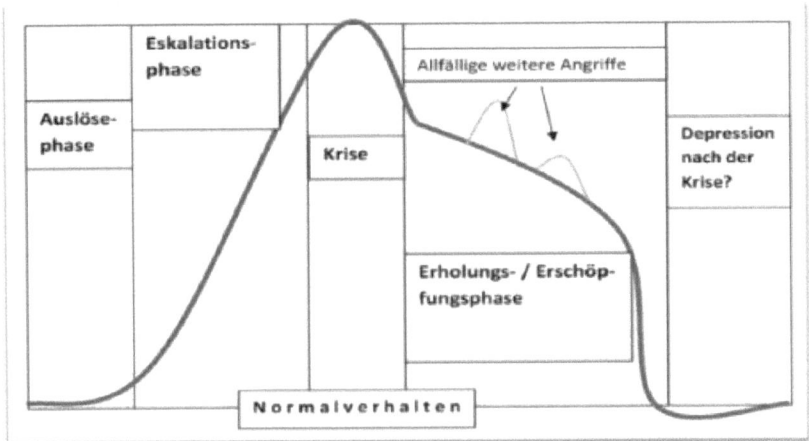

Abbildung 2 – Modell nach Breakwell (Hausarbeit Aggressionsmanagement in Gesundheitseinrichtungen 2015)[24]

4.1.3 Modell Henk Nijman

Das Modell von Henk Nijman beschreibt die Ansicht, dass der Patient unter Einfluss bestimmter Faktoren (Umwelt, Kommunikation, Kognitive Faktoren) der ursprüngliche Aggressor ist. Dieses Modell wird daher vorwiegend in psychiatrischen Kliniken angewendet und findet in nicht-psychiatrischen Kliniken

---

[23] vgl. Hausarbeit Aggressionsmanagement in Gesundheitseinrichtungen 2015, S.13
[24] Hausarbeit Aggressionsmanagement in Gesundheitseinrichtungen, S.13

wenig Beachtung, da zu viele weitere Faktoren durch die Einseitigkeit außer Acht gelassen werden[25].

Auf Basis dieser Modelle haben Walter, Nau und Oud 2010 einen moderneren Ansatz mit dem NOW-Modell geliefert. Wie der Name bereits verrät, bezieht sich das Modell auf das hier-und-jetzt (here-and-now). Sie vertreten die Meinung, dass von Aggression geprägte Situationen hauptsächlich im hier und jetzt erlebt werden und daher der Interaktion mehr Beachtung geschenkt werden muss.

Im NOW-Modell wird die aggressive Situation durch personenbezogene Faktoren, wie beispielsweise Harmoniebedürfnis oder Gewaltbereitschaft, der Beteiligten (Personal und PatientIn) unter gewissen Rahmenbedingungen und der jeweiligen Umgebung beeinflusst. Durch Trigger / Auslöser wird ein für beide Parteien offener Entscheidungsprozess eingeleitet, der entweder konstruktiv oder aggressiv ausgeht[26].

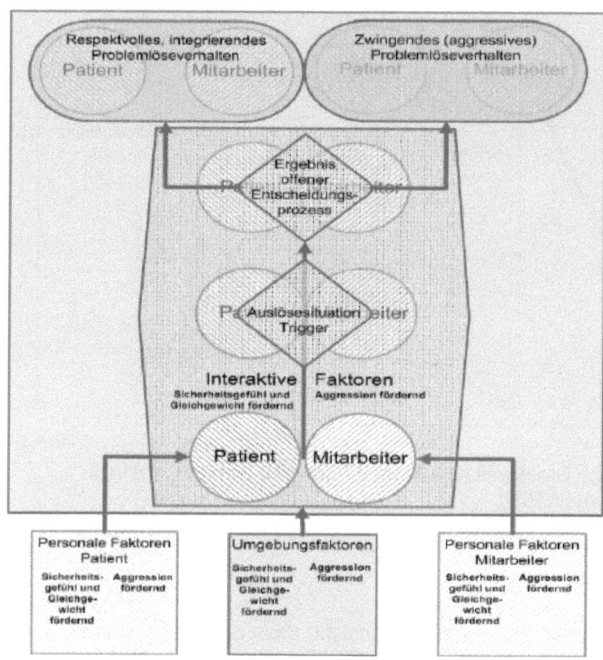

Abbildung 3 - NOW-Modell (Aggression und Aggressionsmanagement (2012)[27]

---

[25] vgl. https://www.oegkv.at/fileadmin/user_upload/Publikationen/Diplomarbeiten/FBA-Dienstl_Christian.pdf, Zugriff:31.07.2019, 20:56 Uhr
[26] vgl. https://www.oegkv.at/fileadmin/user_upload/Publikationen/Diplomarbeiten/FBA-Dienstl_Christian.pdf, Zugriff:31.07.2019, 20:56 Uhr
[27] Aggression und Aggressionsmanagement 2012

5. Ursachen von Aggressionen und Gewalt in der Pflege

Um Gewalt und Aggressionen in der Pflege vorbeugen zu können und erforderliche Präventionsprogramme und Lösungsansätze zu konzipieren, ist es zunächst wichtig, Ursachen und Auslöser zu erforschen. Auf diese Weise kann zielgerichtet zum Wohle bzw. zum Schutz der Pflegebedürftigen und Pflegenden in einer Einrichtung gehandelt werden. Laut einer Studie bezeichneten sich Pflegekräfte selbst als frustriert, ausgelaugt und erschöpft (BGW Forschung, Gewalt und Aggressionen in der Pflege, Internetquelle). Dies macht deutlich, dass viele Einrichtungen nicht die gewünschten Arbeitsstrukturen haben und ihre Mitarbeiter nicht genügend schulen. In den folgenden Punkten möchte ich Ursachen beschreiben, welche zu Frustration und Gewalttaten bei Pflegenden und Pflegebedürftigen führen können.

5.1 Ursachen bei Pflegenden
5.1.1 Emotionale Ursachen

Eine Verbindung zum Patienten / Bewohner aufzubauen, ist für viele Pflegekräfte ein wichtiger Teil ihrer Arbeit. Durch die fehlende Zeit leidet vor allem die Beziehung zwischen Pflegekraft und Patienten / Bewohner. Die Gefühle des Gegenübers wahrzunehmen und angemessen darauf einzugehen, dafür bedarf es viel Übung. Schon in der Ausbildung fehlt durch den hohen Zeitdruck die Möglichkeit, diese Fähigkeit zu üben. Somit geht die Empathie in der Pflege Stück für Stück verloren[28].

5.1.2 Krankheitsbedingte Ursachen

Unterbesetzte Stationen und überlastete Personal gehört mittlerweile in vielen Einrichtung zum Alltag. Immer mehr Pflegende arbeiten am Limit, quälen sich durch schlaflose Nächte, gehen mit Bauchschmerzen zur Arbeit und fühlen sich schlicht überfordert. So kommt es dazu, dass Pflegende oft ausgebrannt sind (Burnout) und professionelle Hilfe benötigen. Doch durch das hohe Arbeitspensum bleibt für viele Angestellte gar nicht die Möglichkeit, Zeit für sich zu nehmen und auf sich zu achten. Die Angestellten verlieren sich in der Arbeit und erkennen frühe Warnsignale zu spät[29].

---

[28] vgl. https://carewelt.de/2018/12/23/empathie-in-der-pflege/, Zugriff: 10.08.2019, 7:52 Uhr
[29] vgl. https://www.ukv.de/content/service/gesundheit-aktuell/burnout-im-pflegefall/ ,Zugriff:01.09.2019, 9:33 Uhr

5.1.3 Strukturelle Begebenheiten

Pflegekräfte sich jeden Tag erhöhten körperlichen und psychischen Arbeits-belastungen ausgesetzt und müssen stets unter Zeitdruck (fehlendes Perso-nal) arbeiten und tragen eine hohe Verantwortung. Dies kann überfordern und frustrieren. Darüber hinaus führen fehlende Fachkenntnisse über gewisse Krankheitsbilder (z. B. Demenz) durch ausbleibende Fortbildungen zu weite-rem Unmut[30].

5.1.4 Soziale Ursachen

Pflegekräfte arbeiten im Schichtdienst, müssen flexibel sein und Durchhalte-vermögen sowie Einsatzbereitschaft zeigen. In vielen privaten Beziehungen führen diese Faktoren zu Spannungen und Streit. Dieser zusätzliche private Druck durch Familie und Freunde lässt schnell Frustration und Aggression bei den Pflegekräften entstehen. Daraus ergeben sich Zeitdruck, Anspannung und Unkonzentriertheit, wodurch schnell Fehler in der Pflege entstehen können, als Beispiel ist hier das falsche Verabreichen von Medikamenten anzuführen[31].

5.1.5 Infrastruktur

Pflegende berichten, dass sie nur selten eine ungestörte Arbeitspause neh-men können. Neben dem hohen Arbeitspensum (strukturelle Ursachen) fehlen oft auch geeignete Rückzugsmöglichkeiten. Der Pausenraum ist kein echter Rückzugsort, sondern gleichzeitig Arbeitsraum mit Ruf- und Telefonbereit-schaft. Weitere Frustrationen entstehen, wenn es an Arbeitsmitteln mangelt. Entweder sind nicht genug Mittel vorhanden, diese sind am anderen Ende der Einrichtung oder erst gar nicht vorhanden[32].

5.2 Ursachen bei Pflegebedürftigen
5.2.1 Emotionale Ursachen

Viele Pflegebedürftige kommen gezwungenermaßen in die neue Situation, in der sie sich in einer fremden Umgebung wiederfinden und ihr altes Leben „Zu-hause" zurücklassen müssen. Das bedeutet für die Pflegebedürftigen nicht nur neue Räumlichkeiten, sondern auch das Verlieren der Selbstständigkeit. Sie befinden sich in einer Abhängigkeit und unterliegen neuen Regeln und Struk-turen. Dies kann u. a. zu Hilflosigkeit, Verzweiflung und zu depressiver Ver-stimmung führen.

---

[30] vgl. https://www.empathie.com/medien/detail/empathie-in-der-pflege/, Zugriff: 10.08.2019, 7:46 Uhr
[31] vgl. Gewaltprävention in der stationären Altenpflege Gewaltige Grenzüberschreitungen der Pflegekräfte gegenüber den Pflegebedürftigen 2014
[32] https://www.dbfk.de/de/presse/meldungen/2017/DBfK-fordert-Pausenkultur-in-der-Pflege.php, Zugriff: 30.08.2019, 15:54 Uhr

5.2.2 Krankheitsbedingte Verhaltensänderungen

Bestimmte Erkrankungen können ein natürliches Gewaltpotenzial mitbringen, da diese biologischen oder psychischen Verhaltensänderungen unterliegen. Gewalthandlungen sind oftmals schwer vorhersehbar, da diese Reaktionen teilweise keinen direkten, zeitnahen Grund bedürfen.

5.2.3 Soziale Ursachen

Wie bei den emotionalen Ursachen, spielt die neue, gegebene Abhängigkeit eine große Rolle bei den sozialen Ursachen für Aggression. Auch wenn die Sympathie nicht immer gegeben ist, muss man mit dem Pflegepersonal und den Mitbewohnern auskommen. Auf Grund der räumlichen Grenzen kann sich nicht jeder aus dem Weg gehen, wodurch Spannungen vorhersehbar sind.

5.2.4 Pflegemaßnahmen

Viele Patienten/ Bewohner sind auf pflegerische Hilfe angewiesen. Durch Zeitmangel ist es dem Pflegepersonal nicht immer möglich, die Pflegemaßnahme zu erklären, obwohl dies notwendig ist, um den Patienten auf die Maßnahme vorzubereiten, um eventuelle Angst- oder Aggressionszustände zu vermeiden.

Gerade nach der Körperpflege oder nach Körperkontakt werden Patienten/ Bewohner aggressiv oder sogar gewalttätig. Sie fühlen sich bei unvermeidlichen Pflegetätigkeiten z.B. Hilfe bei der Körperhygiene beschämt und entwürdigt und reagieren emotional[33].

5.2.5 Menschliche Bedürfnisse

Zur Auslösung von Aggressionen bedarf es spezifischer Reize und Situationen. Bei Menschen wird emotionale Aggression häufig durch negative Gefühle hervorgerufen, also als Reaktion z.B. auf Hitze, Kälte, Hunger oder Durst. US-amerikanische und britische Forscher fanden heraus, wenn ein Mensch unter Hunger leidet, beginnt der Serotoninspiegel zu sinken. Bei fallendem Serotonin-Niveau reagieren Menschen kämpferischer und aggressiver[34].

---

[33] vgl. https://www.pflege-durch-angehoerige.de/gewalt-pflege/, Zugriff: 30.07.2019, 09:17 Uhr
[34] vgl. https://de.wikipedia.org/wiki/Aggression, Zugriff: 30.07.2019, Uhrzeit: 14:16 Uhr https://www.spiegel.de/wissenschaft/mensch/ernaehrung-und-verhalten-hunger-macht-ag-gressiv-a-557973.html, Zugriff: 05.09.2019, 9:36 Uhr

6. Modell Monika Krohwinkel

Das von Prof. Monika Krohwinkel (Ev. FH Darmstadt) erstellte, ganzheitliche Pflegemodell beschreibt die „Aktivitäten, sozialen Beziehungen und existentiellen Erfahrungen des Lebens" – kurz ABEDL – und wurde erstmals im Jahr 1984 veröffentlich und kontinuierlich weiterentwickelt. Basis des Pflegemodells sind Erkenntnisse der humanistischen Psychologie, Phänomenologie und Systemtheorie der Pflege. Die ABEDL des Modells stehen in Bezug zueinander und beeinflussen sich gegenseitig. Diese möchte ich kurz beschreiben und dann Beispiele von Gewalt als Abweichung anhand der einzelnen Punkte aufführen. Dabei wird man erkennen, dass Pflegende in den verschiedenen Bereichen entweder verbal oder durch ihre Taten, Gewalt an Pflegebedürftigen ausüben können[35].

6.1 Kommunizieren

= Förderung der Fähigkeit, sich ausdrücken zu können.

Beispiele von Gewalt:

- Das Pflegepersonal bespricht mit den Angehörigen das weitere Vorgehen, anstatt mit dem Pflegebedürftigen selbst.
- Abwertende Äußerungen gegenüber dem Pflegebedürftigen: „Haben sie schon wieder ins Bett gemacht?"

6.2 Sich bewegen

= Förderung der allgemeinen Beweglichkeit und Hilfestellung bei der Bewegung.

Beispiele von Gewalt:

- Der Pflegende mobilisiert den Pflegebedürftigen nicht und lässt diesen einfach im Bett liegen.
- Der Pflegende fasst den Pflegebedürftigen bei der Mobilisation grob an.

6.3 Vitale Funktionen

= Förderung der Atemfähigkeit, des Blutkreislaufs und der Wärmeregulation.

Beispiele von Gewalt:

- Der Pflegende legt dem Pflegebedürftigen eine dünne Decke hin, obwohl dieser gerne eine dicke Decke hätte.
- Das Fenster im Zimmer des immobilen Pflegebedürftigen wird den ganzen Tag offengelassen, obwohl dieser friert.

---

[35] vgl. https://de.wikipedia.org/wiki/Modell_der_f%C3%B6rdernden_Prozesspflege, Zugriff:12.08.2019, 19:22 Uhr

6.4   Sich pflegen

= Förderung und Unterstützung der individuellen Körperpflege.

Beispiele von Gewalt:

- Der Pflegende wäscht den Pflegebedürftigen schon um 4 Uhr, obwohl dieser noch schlafen möchte.
- Der Pflegende rasiert den Pflegebedürftigen, obwohl dieser das absolut nicht möchte[36].

6.5   Essen und Trinken

= Unterstützung der Bewohner bei ihren individuellen Bedürfnissen und Gewohnheiten.

Beispiele von Gewalt:

- Der Pflegende stellt dem Pflegebedürftigen Essen auf dem Tisch, was er nicht mag und sagt ihm, dass er das essen soll.
- Der Pflegende reicht dem Pflegebedürftigen das Essen zu schnell an und hetzt ihn.

6.6   Ausscheiden

= Förderung der Kontinenz.

Beispiele von Gewalt:

- Der Pflegende gibt dem Pflegebedürftigen eine Urinflasche, obwohl dieser nur Hilfe bei der Mobilisation zur Toilette benötigt.
- Der Pflegende legt einen Dauerkatheter bei dem Pflegebedürftigen.

6.7   Sich kleiden

= Förderung der Unabhängigkeit beim An- und Ablegen der Kleidung

Beispiele von Gewalt:

- Der Pflegende zieht dem Pflegebedürftigem ein Nachthemd an, obwohl dieser gerne seine eigenen Sachen anziehen möchte.
- Der Pflegende zieht den Pflegebedürftigen an, obwohl dieser das selbst kann.

---

[36] vgl. https://www.altenpflegeschueler.de/sonstige/gewalt-in-der-pflege/, Zugriff:05.08.2019, 21:13 Uhr

6.8   Ruhen und Schlafen

= Unterstützung bei den individuellen Ruhe- und Erholungsbedürfnissen.

Beispiele von Gewalt:

- Der Pflegende weckt den Pflegebedürftigen viel zu zeitig.
- Der Pflegende verabreicht dem Pflegebedürftigen eine Schlaftablette, ohne sein Wissen[37].

6.9   Sich beschäftigen

= Förderung der Selbstständigkeit bei der Tagesgestaltung (Aktivitäten).

Beispiele von Gewalt:

- Dem Pflegebedürftigen wird ein starrer Tagesablauf vorgegeben.
- Der Pflegende drängt den Pflegebedürftigen zu einer Beschäftigung, die er nicht möchte, z.B. Singen.

6.10   Sich als Mann oder Frau fühlen

= Förderung der Selbstempfindung und Akzeptanz der geschlechtsspezifischen Sexualität

Beispiele von Gewalt:

- Der Pflegende wechselt die Schutzhose in einem öffentlichen Raum/oder im Zimmer ohne Sichtschutz.
- Der Pflegende zieht der Pflegebedürftigen eine Hose an, obwohl diese einen Rock tragen möchte.

6.11   Für eine sichere Umgebung sorgen

= Förderung und Unterstützung bei der Selbstpflegefähigkeit durch eine sichere Umgebung.

Beispiele von Gewalt:

- Der Pflegende stellt das Bettgitter ohne Zustimmung des Pflegebedürftigen hoch.
- Der Pflegende stellt die Unterarmgehstütze weit weg (FEM)

---

[37] vgl. https://www.altenpflegeschueler.de/sonstige/gewalt-in-der-pflege/, Zugriff:05.08.2019, 21:13 Uhr

= Unterstützung bei der Aufrechterhaltung von sozialen Kontakten und Beziehungen und Integration in ein soziales Umfeld.

Beispiele von Gewalt:

- Der Pflegende verweigert dem Pflegebedürftigen seine Zigaretten und sein Taschengeld.
- Der Pflegende erlaubt dem Pflegebedürftigen nur zu einer bestimmten Uhrzeit Besuch zu empfangen[38].

6.13   Mit existentiellen Erfahrungen des Lebens umgehen

= Unterstützung bei der Auseinandersetzung mit existentiellen Erfahrungen wie Angst, Hoffnungslosigkeit oder Ungewissheit.

Beispiele von Gewalt:

- Der Pflegende sagt zu dem Pflegebedürftigen „Na das wird schon wieder". (Der Pflegende nimmt den Pflegebedürftigen im Gespräch nicht ernst.)
- Der Pflegende spricht nur negativ zu dem Pflegebedürftigen[39].

7. Allgemeine Rechte und Pflichten

Im folgenden Kapitel werden die Rechte und Pflichten der Organisation, der Mitarbeiter und Klienten in Einbeziehung des rechtlichen Hintergrunds erläutert. Grundlage aller Rechte bildet in Deutschland das Grundgesetz, beginnend mit Artikel 1:

„Die Würde des Menschen ist unantastbar. Sie zu achten und zu schützen ist Verpflichtung aller staatlicher Gewalt." (Art.1 Abs.1 GG)

Die Würde des Menschen und die damit verbundenen Grundrechte werden in Artikel 1 bis 19 erläutert. Dazu zählen beispielsweise das Recht auf Gleichheit (Art. 3 GG) und freie Entfaltung (Art. 2 GG). Besonders hervorzuheben ist Artikel 1 Absatz 2 GG:

„Jeder hat das Recht auf Leben und körperliche Unversehrtheit. Die Freiheit der Person ist unverletzlich. In diese Rechte darf nur auf Grund eines Gesetzes eingegriffen werden." (Art. 1 Abs. 2 GG)

Die Einschränkung der Grundrechte durch geeignete Maßnahmen in Gewaltsituationen bedarf einer kritischen Verhältnismäßigkeitsprüfung. Vor allem in Verbindung mit dem Thema Gewalt und Aggressionen in Pflegeeinrichtungen, in Hinsicht geeigneter Prävention bis hin zu freiheitsentziehenden Maßnahmen ist daher ein rechtlicher Rahmen als Orientierung für die Mitarbeiter einer

---

[38] vgl. https://www.altenpflegeschueler.de/sonstige/gewalt-in-der-pflege/, Zugriff:05.08.2019, 21:13 Uhr

[39] vgl. https://www.altenpflegeschueler.de/sonstige/gewalt-in-der-pflege/, Zugriff:05.08.2019, 21:13 Uhr

Organisation unablässig. Doch auch der Umgang mit gegen Mitarbeiter gerichtete Gewalthandlungen und möglichen Maßnahmen muss betrachtet werden.

7.1 Rechte und Pflichten der Organisation

7.1.1 Fürsorgepflicht

Die Organisation steht in erster Linie in der Pflicht, nach §618 Abs. 1 BGB eine präventive Gefahrenabwehr unter Anbetracht der Fürsorgepflicht mit geeigneten Maßnahmen zu gewährleisten.

„Der Dienstberechtigte hat Räume, Vorrichtungen oder Gerätschaften, die er zur Verrichtung der Dienste zu beschaffen hat, so einzurichten und zu unterhalten und Dienstleistungen, die unter seiner Anordnung oder seiner Leitung vorzunehmen sind, so zu regeln, dass der Verpflichtete gegen Gefahr für Leben und Gesundheit soweit geschützt ist, als die Natur der Dienstleistung es gestattet[40]." (§618 Abs. 1 BGB)

Das bedeutet, dass die Organisation alle Schutzmaßnahmen ergreifen muss, um das Leben und die Gesundheit seiner Mitarbeiter zu schützen, damit diese ihren Aufgaben nachkommen können. Werden diese Maßnahmen nicht durchgeführt, kann gemäß §273 BGB die Arbeit auf Grund der Verletzung der Fürsorgepflicht vom Mitarbeiter verweigert werden. Dieser Missstand muss zuvor jedoch schriftlich eingereicht werden.

Diese Schutzmaßnahmen beinhalten neben geeigneter Infrastruktur auch geregelte Prozessabläufe und –vorgaben. In Anbetracht des Arbeitsschutzgesetzes (§4, 7, 9, 12) schließt das auch präventive Maßnahmen, wie Schulungen in Deeskalation und Risikomanagement, und geeignete Nachsorge ein[41].

7.1.2 Unfälle und Schadensersatz

Unfälle physischer und psychischer Art auf Grund von verbaler oder körperlicher Gewalt gegen die Mitarbeiter müssen der Unfallkasse umgehend als Arbeitsunfall gemeldet werden, da die entstehenden Kosten für den Personalausfall sonst nicht getragen werden. Die Organisation ist, wenn es sich zweifelsfrei um einen Arbeitsunfall handelt, nicht schadensersatzpflichtig.

Bei Sachschäden der Mitarbeiter ist die Organisation haftbar, wenn der Klient schuldunfähig ist und die Fürsorgepflicht verletzt wurde. Geltend gemacht werden kann jedoch nur der Zeitwert des Gegenstandes[42].

---

[40] https://www.gesetze-im-internet.de/bgb/__618.html, Zugriff:20.08.2019, 16:35 Uhr
[41] vgl. https://www.gesetze-im-internet.de/bgb/__618.html, Zugriff:20.08.2019, 16:35 Uhr
[42] vgl. Hausarbeit Aggressionsmanagement in Gesundheitseinrichtungen 2015, S. 41

7.1.3 Kündigungsrecht

Sind Mitarbeiter und weitere Klienten durch gewalttätiges Verhalten eines Klienten wiederholt – trotz aller Versuche – gefährdet, wird der Organisation ein Kündigungsrecht des Klienten eingeräumt. Dieses Recht greift jedoch nur bei schuldfähigen Klienten. Leidet der Klient beispielsweise unter psychischen Krankheiten wie Demenz, ist er nicht schuldfähig[43].

7.1.4 Aufklärung der Arbeitnehmer und Bewohner / Patienten

Zur präventiven Aufklärung, situationsgerechten Behandlung und Nachbehandlung von Gewaltsituationen sowie der Kenntnisnahme der Rechte und Pflichten sind die Mitarbeiter von der Organisation aufzuklären. Neben geeigneten Schulungen sind präzise Arbeitsanweisungen zu verfassen, freizugeben und einzuführen. Bei Vorfällen von Gewaltsituationen muss den Arbeitnehmern und Bewohnern / Patienten die Möglichkeit geboten werden, sich an die nächst höhere Dienststelle wenden zu können. Dabei ist das Bereitstellen von Meldebögen zur schriftlichen Aufnahme Pflicht.

7.2 Rechte und Pflichten der Arbeitnehmer und Bewohner / Patienten
7.2.1 Grundrechte

Im Schutze des Grundgesetzes, unter Anbetracht der Gleichheit und körperlichen Unversehrtheit, sind Arbeitnehmer wie auch Bewohner / Patienten mit denselben Rechten ausgestattet. Das bedeutet, dass weder der Arbeitnehmer noch der Bewohner / Patient irgendeine Form der Aggression bzw. Gewalt tolerieren muss. Im Falle von strafrechtlich relevanten Vorfällen hat zudem jeder das Recht, diese zur Anzeige zu bringen.

Folgende Gesetze greifen:

- Beleidigung (§185 StGB)
- Nötigung (§240 StGB)
- Bedrohung (§241 StGB)
- Körperverletzung (§§ 223 ff. StGB)

Anmerkungen:

Das Datenschutzgesetzt greift im Falle von strafrechtlich relevanten Vorfällen nicht. Das bedeutet, das notwendige Daten von Arbeitnehmern wie auch von Bewohner / Patienten im Tatverdacht herangezogen werden können.

Wie bereits beim Kündigungsrecht erwähnt, können nur schuldfähige Personen belangt werden. Psychisch erkrankte Personen gelten auch hier als nicht schuldfähig[44]!

---

[43] vgl. Hausarbeit Aggressionsmanagement in Gesundheitseinrichtungen 2015, S. 38
[44] vgl. https://www.gesetze-im-internet.de/bgb/__618.html, Zugriff:20.08.2019, 16:35 Uhr

Arbeitnehmer und Bewohner / Patienten haben gleichermaßen das Recht, sich gegen gewalttätige Aktionen bzw. Übergriffe zu wehren.

Folgende Gesetze greifen:

- Notwehr (§32 StGB)
- Rechtfertigender Notstand (§34 StGB)

§ 32 StGB Notwehr:

(1) „Wer eine Tat begeht, die durch Notwehr geboten ist, handelt nicht rechtswidrig".

(2) „Notwehr ist die Verteidigung, die erforderlich ist, um einen gegenwärtigen rechtswidrigen von sich oder einem anderen abzuwehren[45]".

§ 34 StGB Rechtfertigender Notstand:

„Wer in einer gegenwärtigen, nicht anders abwendbaren Gefahr für Leben, Leib, Freiheit, Ehre, Eigentum oder ein anderes Rechtsgut eine Tat begeht, um die Gefahr von sich oder einem anderen abzuwenden, handelt nicht rechtswidrig, wenn bei Abwägung der widerstreitenden Interessen, namentlich der betroffenen Rechtsgüter und des Grades der ihnen drohenden Gefahren, das geschützte Interesse das beeinträchtigte wesentlich überwiegt. Dies gilt jedoch nur, soweit die Tat ein angemessenes Mittel ist, die Gefahr abzuwenden[46]".

Das bedeutet, dass gegenwärtige Angriffe abgewehrt werden dürfen, sofern die Verhältnismäßigkeit gewahrt wird. Das heißt konkret, dass der Angriff nur abgewehrt werden darf, sofern dieser noch nicht abgeschlossen ist und die Verteidigungsmaßnahme nicht die Verhältnismäßigkeit des Angriffs übersteigt. Wird eine Maßnahme ergriffen, nachdem der Angriff stattfand, wird diese Maßnahme als strafrechtlich relevant eingestuft und ist anzeigefähig. Die Verhältnismäßigkeit ist gegeben, wenn maximal die notwendige Intensität genutzt wird, um einen Angriff abzuwehren und dabei den Schaden des Angreifers so gering wie möglich zu halten.

Beispiel 1:

Ein Bewohner versucht aus unterschiedlichen Gründen seinen Pfleger zu schlagen, dieser lenkt den Schlag jedoch durch eine abwehrende Bewegung ab und der Bewohner zieht sich dabei blaue Flecke zu.

Die Maßnahme des Pflegers gilt als Notwehr, die Verletzung des Bewohners ist dabei nicht strafrechtlich relevant.

Beispiel 2:

Ein Bewohner versucht aus unterschiedlichen Gründen seinen Pfleger zu schlagen, dieser erschreckt sich dabei jedoch so sehr, dass er den Schlag nicht nur abwehrt, sondern dabei den Bewohner auch umwirft, der daraufhin hinfällt und sich verletzt.

Unter Anbetracht dieser Situation greift der §33 StGB:

---

[45] https://www.gesetze-im-internet.de/stgb/__32.html, Zugriff: 20.08.2019, 20:12 Uhr
[46] https://www.gesetze-im-internet.de/stgb/__34.html, Zugriff: 20.08.2019, 20:36 Uhr

„Überschreitet der Täter die Grenzen der Notwehr aus Verwirrung, Furcht oder Schrecken, so wird er nicht bestraft[47]".

Die Verhältnismäßigkeit ist in diesem Falle zwar nicht gegeben, jedoch ist die überzogene Maßnahme des Schubsens durch den vom Täter verursachten Schreck nicht strafrechtlich relevant.

Beispiel 3:
Anders sieht es aus, wenn der Pfleger dem Schlag ausweicht und den Angreifer, also den Bewohner, danach schubst. In dem Moment, wo der Pflege ausweicht, ist der Angriff abgeschlossen und die Maßnahme des Schubsens ein gesonderter Angriff und damit strafrechtlich relevant und anzeigefähig.

7.3   Freiheitsentziehende Maßnahmen

7.3.1   Definition

Die Grundlage der persönlichen Freiheit bildet Artikel 2 des Grundgesetzes, indem die allgemeinen Persönlichkeitsrechte zur freien Entfaltung beschrieben sind.

Art 2 GG:
(1) „Jeder hat das Recht auf die **freie Entfaltung** seiner Persönlichkeit, soweit er nicht die Rechte anderer verletzt und nicht gegen die verfassungsmäßige Ordnung oder das Sittengesetz verstößt".

(2) „Jeder hat das Recht auf Leben und körperliche Unversehrtheit. **Die Freiheit der Person ist unverletzlich.** In diese Rechte darf nur auf Grund eines Gesetzes eingegriffen werden[48]".

Vor allem in der Pflege sind die Themen Freiheit und freiheitsentziehende Maßnahmen (FEM) von besonderer Bedeutung. Zu beachten ist, dass jeder Patient, der einsichtsfähig ist, das Recht auf Selbstbestimmung besitzt, ebenfalls entgegen allen medizinischen Empfehlungen. Eine Zuwiderhandlung ist nach § 239 StGB strafbar.

§239, Abs. 1 und 2 StGB:
(1) „Wer einen Menschen einsperrt oder auf andere Weise der Freiheit beraubt, wird mit Freiheitsstrafe bis zu fünf Jahren oder mit Geldstrafe bestraft".

(2) „Der Versuch ist strafbar[49]".

Die Einschränkung der Freiheit ist nach Artikel 2 Absatz 2 Satz 2 nur durch ein formelles Gesetz erlaubt. Zu freiheitsentziehende Maßnahmen zählen alle Handlungen und Maßnahmen, die einen Menschen an der Ausübung seiner potentiellen Bewegung hindern. Das schließt auch Menschen ein, die entweder Hilfe zur Fortbewegung benötigen oder gar bewusstlos sind. Grundsätzlich ist hier eine potentielle Bewegung möglich. Anders sieht es bei Lähmung aus, eine gewollte Bewegung ist nicht mehr möglich.

---

[47] https://www.gesetze-im-internet.de/stgb/__33.html, Zugriff: 20.08.2019, 21:12 Uhr
[48] https://www.gesetze-im-internet.de/gg/art_2.html, Zugriff: 20.08.2019, 21:46 Uhr
[49] https://www.gesetze-im-internet.de/stgb/__239.html, Zugriff: 20.08.2019, 22:05 Uhr

Eine freiheitsentziehende Maßnahme liegt nur vor, sofern der Betroffene nicht einwilligt.

Eine Ausnahme bilden freiheitseinschränkende Maßnahmen, welche kurzzeitig und mit geringer Beeinträchtigung angewandt werden dürfen. Dazu zählen beispielsweise Transportsicherungen (Gurte).

Die Definition für freiheitsentziehende Maßnahmen bildet das Gesetz §1906 Absatz 4 BGB:

§1906 Absatz 4 BGB:

(4) „Die Absätze 1 bis 3 gelten entsprechend, wenn dem Betreuten, der sich in einem Krankenhaus, einem Heim oder einer sonstigen Einrichtung aufhält, durch mechanische Vorrichtungen, Medikamente oder auf andere Weise über einen längeren Zeitraum oder regelmäßig die Freiheit entzogen werden soll[50]".

In Absatz 4 wird in mechanische Vorrichtungen (=Fixierungen) und Medikamente (=Sedierungen) unterschieden.

Fixierungen – Beispiele:

- Gurte
- Seitenteile an Betten
- Verschlossene Türen / Tore
- Festhalten des Betroffenen
- Weg versperren
- Stecktische an Rollstühlen
- Wegnahme von erforderlichen Hilfsmitteln
- Verstecken von Gegenständen (Handtasche, Jacke, …), die zum Verlassen des Hauses gebräuchlich sind

Sedierungen – Beispiele:

- Neuroleptika
- Antidepressiva

Medikamente gelten nur als freiheitsentziehende Maßnahme, wenn diese gezielt zur Ruhigstellung verabreicht werden. Notwendige Gaben mit entsprechenden Nebenwirkungen zählen nicht[51].

Sedierungen dürfen nur auf ärztliche Verordnung hin dosiert und verabreicht werden und bedürfen der richterlichen Zustimmung (siehe Voraussetzungen). Die Gabe muss durch qualifiziertes Personal erfolgen.

---

[50] https://www.gesetze-im-internet.de/bgb/__1906.html, Zugriff: 20.08.2019, 22:17 Uhr

[51] vgl. https://www.biva.de/dokumente/broschueren/Freiheitsentziehende-Massnahmen.pdf, Zugriff: 20.08, 22:35 Uhr

Die Grundlage für freiheitsentziehende Maßnahmen bilden §1906 BGB, aus dem Absatz 1 und 2 gesondert hervorgehoben werden sollen.

§ 1906 Absatz 1 und 2 BGB:

(1) „Eine Unterbringung des Betreuten durch den Betreuer, die mit Freiheitsentziehung verbunden ist, ist nur zulässig, solange sie zum Wohl des Betreuten erforderlich ist, weil

1. auf Grund einer psychischen Krankheit oder geistigen oder seelischen Behinderung des Betreuten die Gefahr besteht, dass er sich selbst tötet oder erheblichen gesundheitlichen Schaden zufügt, oder

2. zur Abwendung eines drohenden erheblichen gesundheitlichen Schadens eine Untersuchung des Gesundheitszustands, eine Heilbehandlung oder ein ärztlicher Eingriff notwendig ist, die Maßnahme ohne die Unterbringung des Betreuten nicht durchgeführt werden kann und der Betreute auf Grund einer psychischen Krankheit oder geistigen oder seelischen Behinderung die Notwendigkeit der Unterbringung nicht erkennen oder nicht nach dieser Einsicht handeln kann".

(2) „Die Unterbringung ist nur mit Genehmigung des Betreuungsgerichts zulässig. Ohne die Genehmigung ist die Unterbringung nur zulässig, wenn mit dem Aufschub Gefahr verbunden ist; die Genehmigung ist unverzüglich nachzuholen[52]".

In Absatz 1 werden die **Gründe des Betroffenen** genannt, um eine freiheitsentziehende Maßnahme in Betracht zu ziehen:

- Psychische Krankheiten (Psychosen, Demenz, …)
- Geistige oder seelische Behinderung
- Suizid oder erheblicher gesundheitlicher Schaden

Die ersten beiden Punkte beschreiben die Unfähigkeit des Betroffenen, seinen Willen frei zu bestimmen und müssen erfüllt sein, um den dritten Punkt heranziehen zu dürfen. Die potentielle Möglichkeit einer Schädigung allein reicht nicht aus[53]!

Ebenfalls zu beachten ist, dass eine Gefahr der Drittschädigung nicht ausreicht, um eine freiheitsentziehende Maßnahme einzuleiten. Hier können nur kurzzeitige Maßnahmen auf Grund der Notwehr in Betracht gezogen werden.

In Absatz 2 wird die zweite Grundvoraussetzung genannt, dass nur mit einer **richterlichen Zustimmung**, die vorab erfolgte oder zumindest zeitnah nachgeholt wird, eine freiheitsentziehende Maßnahme eingeleitet werden darf. Voraussetzung für die richterliche Zustimmung ist neben den vorher genannten Punkten auch die Angemessenheit der Maßnahme. Eine Eignung ist zwingend erforderlich!

---

[52] http://www.gesetze-im-internet.de/bgb/__1906.html, Zugriff:20.08.2019, 22:58 Uhr
[53] vgl. https://www.biva.de/dokumente/broschueren/Freiheitsentziehende-Massnahmen.pdf, Zugriff: 20.08, 22:35 Uhr

Die richterliche Zustimmung aus Absatz 2 wird nicht benötigt, sofern der Betroffene der Maßnahme zustimmt. Das kann jedoch nur geschehen, wenn der Betroffene eine vollständige **Einwilligungsfähigkeit** besitzt. Das heißt, er muss die vollständige Tragweite und Ursache der Maßnahme verstanden haben.

Angehörige des Betroffenen jeglicher Art (Eltern, Ehepartner, ...) haben keine Vertretungsberechtigung!

Nur rechtliche Betreuer dürfen darüber entscheiden, ob eine Maßnahme angewandt werden soll und auch nur mit richterlicher Zustimmung. Das bedeutet, dass der Betroffene vorab eine Vollmacht erteilt haben muss. In dieser Vollmacht ist zwingend erforderlich, dass die Durchführung freiheitsentziehender Maßnahmen inbegriffen ist[54].

§1906 Absatz 5 BGB:

(5) „Die Unterbringung durch einen Bevollmächtigten und die Einwilligung eines Bevollmächtigten in Maßnahmen nach Absatz 4 setzen voraus, dass die Vollmacht schriftlich erteilt ist und die in den Absätzen 1 und 4 genannten Maßnahmen ausdrücklich umfasst. Im Übrigen gelten die Absätze 1 bis 4 entsprechend[55]. Ärzte jeglicher Art besitzen keine eigene Vollmacht.

8. Gewaltprävention

Maßnahmen zur Vermeidung von Gewaltsituationen

8.1   Begriffsbestimmung

Der Begriff **Prävention** stammt vom lateinischen Wort praevenire ab und bedeutet so viel wie „vorbeugen". Daraus erklärt sich im Grunde die Absicht von präventiven Maßnahmen: die Vorbeugung auslösender Faktoren. Die **Gewaltprävention** entwickelte sich laut Caplan aus der Sozialmedizin und kann in drei Bereiche unterteilt werden: die Primär-, die Sekundär- und die Tertiärprävention.

Während die **Primärprävention** im Wesentlichen darauf abzielt, die Entstehung von Gewaltsituationen zu verhindern, behandelt die **Sekundärprävention** deeskalierende Maßnahmen bzw. Interventionen bei auftretender Gewalt. Die **Tertiärprävention** analysiert aufgetretene Gewaltsituationen und beugt diesen nach durchgeführter Nachsorge einer Wiederholung vor. Eine strikte Trennung der jeweiligen Maßnahmen in die Präventionsbereiche fällt teils schwer, da die Grenzen fließend sind. Krämer bemängelt zudem eine gewisse Einseitigkeit durch strikte Trennung, da oftmals der Fokus auf personelle Maßnahmen liegt, während im Sinne des Gesamtkonzeptes auch Maßnahmen losgelöst von Mitarbeitern ausgerichtet sein müssen. Daher sollte neben einer Verhaltensprävention auch immer die Verhältnisprävention berücksichtigt werden, das heißt, dass auch Maßnahmen für eine sichere Umgebung geschaffen werden müssen.

---

[54] https://www.biva.de/dokumente/broschueren/Freiheitsentziehende-Massnahmen.pdf, Zugriff: 20.08, 22:35 Uhr
[55] https://www.gesetze-im-internet.de/bgb/__1906.html, Zugriff:22.08.2019, 22:36 Uhr

In dieser Arbeit werden im Sinne der Übersicht die Präventionsbereiche herangezogen, beispielhaft dargestellt am Modell von Breakwell[56].

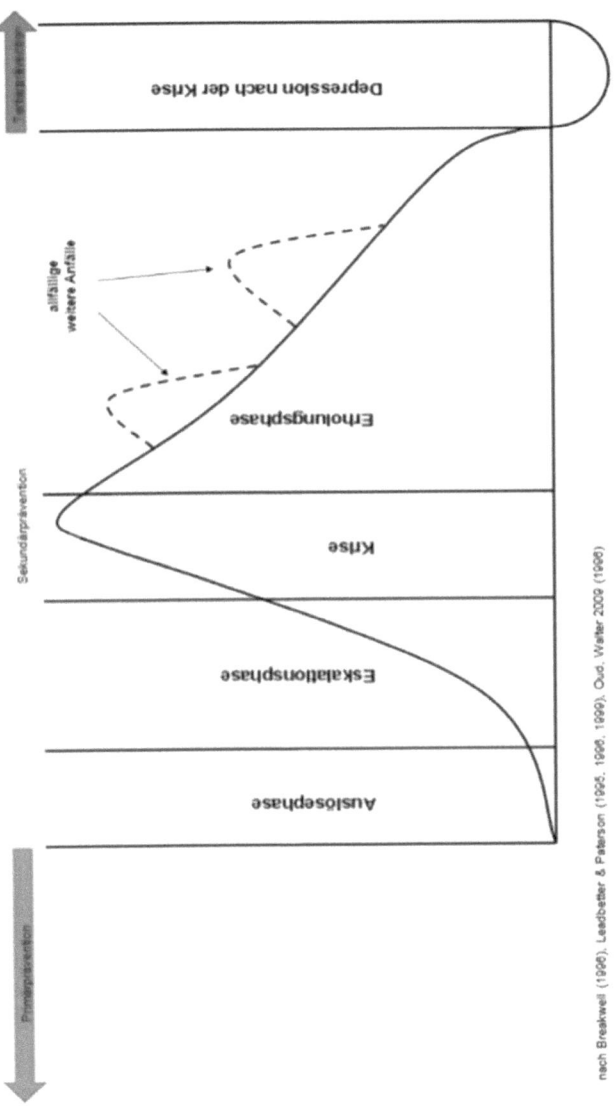

Abbildung 5 – Modell nach Breakwell (Deeskalation Stephan Nölle)[57]

---

[56] vgl. Hausarbeit Aggressionsmanagement in Gesundheitseinrichtungen
[57] https://docplayer.org/15499341-Deeskalation-stephan-noelle-deeskalationstrainer-deeska-
lationstraining.html, Zugriff: 28.07.2019,

Um mögliche Gewaltauslöser von vornherein zu vermeiden bzw. nicht entstehen zu lassen, bedarf es einer ganzheitlichen Betrachtung auf verschiedenen Ebenen. Das Erkennen von Risikofaktoren und deren präventiven Maßnahmen stehen hierbei im Vordergrund. Wie bereits in vorherigen Kapiteln zu erkennen ist, gibt es eine ganze Reihe verschiedener Gründe für aggressives und gewalttätiges Verhalten. Dabei gilt es, nicht nur das Verhalten der Mitarbeiter und Bewohner – deren Anteil unbestritten ist –, sondern auch deren Umfeld zu analysieren. Dabei soll im Folgenden auf den Ebenen der Organisation, des Personalmanagements und der Mitarbeiterentwicklung eingegangen werden.

Auf **Organisationsebene** gilt es darauf zu achten, dass die betrieblichen Rahmenbedingungen und Ressourcen zu Verfügung stehen, damit eine fachgerechte, sichere Betreuung stattfinden kann. Grundlage bildet dabei eine Risikoabschätzung mit anschließender Implementierung und Entwicklung einer umfassenden Sicherheitskultur. Patienten mit besonders ausgeprägtem Aggressionspotential können über eine Gefährdungsbeurteilung in speziell eingerichteten Bereichen untergebracht werden. Klar geregelte Arbeitsabläufe und eine hohe Transparenz über die einzelnen Prozesse helfen den Mitarbeitern und Bewohnern, sich auf Situationen jedweder Art einzustellen. Durch Mitwirkung und Mitbestimmung können diese jedoch an individuelle Bedürfnisse angepasst werden, ohne den Grundcharakter zu verlieren. Diese Demokratisierung der Einrichtung verhilft Mitarbeitern und Patienten zu einem einheitlichen Denken und gibt das Gefühl von Wertschätzung. Um verstärkt auf die einzelnen Bedürfnisse eingehen zu können, empfiehlt es sich zusätzlich, zum einen interdisziplinäre Teams aufzustellen, die die Bedürfnisse der Patienten nochmals gesondert wahrnehmen und Lösungen anbieten, zum anderen kann die Schaffung eines Angehörigenbeirates dazu beitragen, dass Betreuer und Angehöre verstärkt einbezogen werden können. Das Ziel muss sein, Mitarbeitern und Patienten eine Umgebung zu schaffen, die das Gefühl von Sicherheit und Geborgenheit als Grundcharakteristik vermittelt. Dazu zählen beispielsweise auch eine helle und freundliche Zimmergestaltung sowie eine angenehme Atmosphäre. Dabei kann auf eine recht umfassende Palette von Möglichkeiten zurückgegriffen werden[58].

Die Grundlage für professionelle Mitarbeiter wird auf der **Personalebene** geschaffen. Definierte Voraussetzungen für qualifizierte Mitarbeiter bilden den Grundstein für die weitere Arbeit an präventiven Maßnahmen. Diese Grundvoraussetzungen sind zum Beispiel:

- Hohes Maß an Empathie
- Ausgeprägte Soft Skills (Hohe Kommunikationsfähigkeit, Kooperationsbereitschaft, Teamwork)
- Überdurchschnittliche Kompetenzen (Sozialkompetenz, Selbstkompetenz und Fachkompetenz)
- Hohe Resilienz und Belastbarkeit

---

[58] vgl. Hausarbeit Aggressionsmanagement in Gesundheitseinrichtungen 2015

Qualifiziertes Personal ist generell schwer zu finden und umso mehr das höchste Gut, dass eine Einrichtung bzw. allgemein Unternehmen haben können. Die notwendige Wertschätzung der Mitarbeiter für Ihren speziellen Job trägt unmittelbar zu einer konfliktfreien Umgebung bei. Wie in der Begriffsbestimmung der Aggression beschrieben, ist die verhältnismäßig größte Ursache von Aggression die Frustration. Wertschätzung für die gute Arbeit und auch für den Menschen, sollte Grundvoraussetzung für jeden Arbeitgeber sein und insbesondere in einem Bereich, der so fordernd, anstrengend und oftmals undankbar sein kann, wie der des Pflegers. Eine gut durchdachte und ausgeführte Mitarbeiterpflege und auch Burnoutprophylaxe tragen dazu bei. Um diese Mitarbeiterpflege ungefähr messbar zu machen, können zentrale Indikatoren als Kennzahlen erhoben werden. Dazu zählen:

- 1. Grad der empfohlenen Anstrengung (Erschöpfung / Frustration)
- 2. Grad der emotionalen Depersonalisation (Desinteresse / Abstumpfen)
- 3. Grad der persönlichen Leistung (Motivation / Kompetenzen)

Nicht zu unterschätzen für die Zufriedenheit des Mitarbeiters und wesentliche Kernaufgabe der Personalebene stellt der Dienstplan dar. Ist dieser nur unzureichend, kurzfristig oder ungerecht aufgestellt, führt das unvermeidlich zu Frustration und Aggression. Wenn die individuelle Belastungsgrenze des Mitarbeiters langfristig überschritten wird, ist nur eine unzureichende Pflege die Folge, sondern das Aggressionspotenzial steigt vehement an und kann sich auf die weiteren Mitarbeiter übertragen (Kettenreaktion). Wenn notwendig, muss der Personalschlüssel erhöht werden.

Motivation und Qualifikation sind das A und O für erfolgreiche Arbeit. Unzufriedenheit und Überforderung führen unweigerlich zu Frustration. Daher ist die dritte primärpräventive Ebene: die **Mitarbeiterentwicklung**. Eine Sicherstellung der Mitarbeiterzufriedenheit, Resilienz und Kompetenz sind die Grundpfeiler, auf denen die Entwicklung eines jeden Mitarbeiters stattfinden sollte[59].

Herausfordernde Aufgaben, eine gerechte Entlohnung und die Anerkennung von Vorgesetzten und Kollegen können die Mitarbeiterzufriedenheit aufrechterhalten. Dazu empfehlen sich zusätzlich regelmäßige Mitarbeitergespräche, um mögliche Probleme aufzudecken und über gerechte Zielvorgaben weiterhin die Motivation hoch zu halten und ggf. die Verantwortung auszubauen. Da der Beruf des Pflegers im Allgemeinen sehr belastbar sein kann, ist jedoch auch darauf zu achten, dass die notwendige Resilienz der Mitarbeiter gegeben ist. Jeder Mensch reagiert unterschiedlich auf stressgeladene Situationen und vor allem im Zusammenhang mit Aggressionsprävention ist darauf zu achten, dass die Mitarbeiter nicht überfordert werden. Eine Balance aus Herausforderung und Erholung ist das Ziel. Die Erfahrung zeigt, dass Menschen unterschiedlich Stresssituation bewältigen können. Die sogenannte Resilienz, also die Bewältigungskompetenz, kann gezielt durch Förderung der Gesundheit in Form von Sportangeboten, frischem Obst und Entspannungsmöglichkeiten gesteigert werden. Aber auch die psychische Gesundheit kann durch Gespräche, Supervisionen und Beratungen gestärkt werden. Aus diesen Beispielen lässt sich ein breites, sozio-therapeutisches Angebot entwickeln.

---

[59] vgl. Hausarbeit Aggressionsmanagement in Gesundheitseinrichtungen 2015

Besonderes Augenmerk liegt auf der Qualifikation der Mitarbeiter. Neben einer erfolgreich abgeschlossenen Ausbildung sind regelmäßige und gezielte Schulungen als Vorbereitung auf eventuelle Krisensituation sinnvoll. Mitarbeiter müssen in Krisensituationen Verhaltensweisen lernen und diesen in ihrem Arbeitsumfeld anwenden können. Dazu zählen Pflichtfortbildungen zu Themen von Hauswirtschaft über Alkoholismus bis zu Patientenrechtsgesetzen. Hinzu kommen spezifische Weiterbildungen in Kommunikationstraining, Konfliktmanagement und Deeskalationstraining. Die Bandbreite an Vorbereitungen auf Konfliktsituationen reichen von der Sensibilisierung von Warnsignalen bis zum Abwenden von Gewaltauswirkungen wie Schläge oder Tritte. Regelmäßige Auffrischungen der Weiterbildungen garantieren eine angemessene Vorbereitung, ohne in Vergessenheit zu geraten. Denn gerade in Ausnahmesituationen neigen Menschen dazu, im Fight-or-Flight-Modus und der individuellen Resilienz Gelerntes zu vergessen und impulsiv zu reagieren. Ein Notfallablaufplan kann in diesem Fall Abhilfe schaffen. Das Durchspielen von Situationen (Rollenspielen) simuliert gegenwärtige Gefahren und schafft so die Möglichkeit, den Überraschungseffekt zu minimieren und Gelerntes abzurufen.

Natürlich ist die Vermeidung von Eskalationen vorrangig, es lassen sich Situationen jedoch nicht immer vermeiden. Im nächsten Abschnitt der Sekundärprävention soll daher gezielt auf das Deeskalationstraining eingegangen werden[60].

8.3   Sekundärprävention

In Anlehnung an das Breakwell-Modell ist die Sekundärprävention auf die Deeskalation von Gewaltsituationen ausgelegt. Die Fort- und Weiterbildung der Mitarbeiter nimmt hier die zentrale Rolle ein. Die Definition von Deeskalation ist laut Walter et al. „eine Reihe verbaler und nonverbaler Reaktionen, die bei selektiver und angemessener Anwendung die Feindseligkeit einer Person vermindert, indem sie die Wut und die Bereitschaft zu gewalttätigen Verhalten vermindern." Diese Reaktionen sind eine Sammlung verschiedener Ansätze verbaler und physischer Natur. Für die Mitarbeiter bedeutet das, neben theoretischem Wissen vor allem eine erhöhte (Selbst-)Wahrnehmung in Verbindung mit intuitiver Anwendung von Maßnahmen. Nach Walter sollte jeder Mitarbeiter über diese vier Kompetenzbereiche verfügen:

- Selbstmanagement – der eigene Umgang mit Vorurteilen, Grenzen und Fähigkeiten
- Wahrnehmungsmanagement – Erhöhte Selbstwahrnehmung, Reflektion und Einschätzung der Situationen
- Kommunikationsmanagement – Aufnahme, Bewertung und Umsetzung von verbalen und nonverbalen Kommunikationstechniken
- Strukturmanagement – Kenntnis über Strukturen, Prinzipien, Regeln und Abläufe[61]
-

---

[60] vgl. Hausarbeit Aggressionsmanagement in Gesundheitseinrichtungen 2015
[61] vgl. Aggression und Aggressionsmanagement 2012.S. 153-154

Der erste Ansatz einer direkten Deeskalation besteht in entschärfenden Gesprächen zum Abbau der Aggressionen. Entscheidend für den Erfolg der Intervention sind ausgeprägte Kommunikationskompetenzen, zu denen unter anderem Körpersprache, Stimmhöhe und Modulation gehören. Die oftmals eingeschränkten kognitiven Fähigkeiten der Patienten erschweren den Zugang zu rationalen Argumenten. Spezielle Techniken wie Validation und Kinästhetik sind hierbei bewährte Mittel.

Wesuls, Heinzmann und Brinker veröffentlichten im Jahr 2004 im in Zusammenarbeit mit Unfallkasse Baden-Württemberg einen Leitfaden für Deeskalationsmanagement (Professionelles Deeskalationsmanagement – ProDeMa). Dabei stellten sie 12 Grundregeln im Bereich der verbalen und nonverbalen Intervention auf.

8.3.1.1 Die 12 Grundregeln der Deeskalation

1. **Wehret den Anfängen** – bei den ersten Anzeichen von Unmut oder Gereiztheit sollte interveniert werden. Je fortgeschrittener die Eskalation, desto schwieriger die Deeskalation.
2. **An die eigene Sicherheit denken** – die eigene Sicherheit steht immer im Vordergrund. Sicherheits- und Verhaltensregeln müssen beachtet werden.
3. **Schaulustige entfernen** – das Entfernen von Schaulustigen dient um zum einen zur Sicherheit dieser Personen, zum anderen erschweren Unbeteiligte dem betroffenen Patienten die Möglichkeit, sich zu öffnen.
4. **Beruhigen Sie sich selbst** – eine ruhige und sachliche Ausstrahlung überträgt sich oftmals auf andere Beteiligte. Bewusste Atmung und Muskelentspannung können dazu beitragen.
5. **Der angespannte Patient braucht einen Ansprechpartner** – die verbale oder nonverbale Deeskalation sollte immer von einer Person durchgeführt werden. Dabei ist es nicht relevant, welchen Platz der Mitarbeiter in der Hierarchie hat. Die Person, die in der gegenwärtigen Situation ruhig und gelassen ist, den bestmöglichen Zugang hat und sich der Aufgabe gewachsen fühlt, ist der Ansprechpartner. Weitere Kollegen sollten sich im Hintergrund aufhalten, um den betroffenen Patienten nicht zu verunsichern oder gar zu verängstigen.
6. **Achten Sie auf Ihre Körpersprache, Mimik, Gestik und Stimme** – eine dominante, aggressive und herausfordernde Körpersprache ist unbedingt zu vermeiden. Regelmäßige Reflektion der Körpersprache, sowie der Mimik und Gestik, ist notwendig, um beruhigend auf den Patienten einzugehen. Eine stetige Vergegenwärtigung, dass der kleinste Auslöser zur Eskalation beitragen kann, hilft, nicht nachlässig zu werden.
7. **Stellen Sie Augenkontakt her** – ein kurzer, aber stetiger Augenkontakt schafft eine Verbindung zum Patienten. Dabei ist darauf zu achten, dass der Augenkontakt nicht dominant, herausfordernd oder stierend wirkt.

8. **Versuchen Sie nie, den Patienten zu kontrollieren oder zu beherrschen** – es sollte grundlegend vermieden werden, den Patienten kontrollieren zu wollen. Der Fokus muss auf der Kontrolle der eigenen Person und somit der Kontrolle der Situation liegen. Sobald die Situation beherrscht wird, kann sich der Patient beruhigen. Apelle, Zwangsmaßnahmen wie Hinsetzen oder Versprechen sind ebenfalls zu vermeiden[62].
9. **Lassen Sie sich nicht provozieren oder von verbaler Aggression treffen** – sämtliche verbalen, aggressiven Handlungen werden ignoriert. Diskussionen sind kontraproduktiv.
10. **Vermeiden Sie selbst provokative Begriffe, Vorwürfe, Ermahnungen oder Drohungen** – Empathie und Verständnis entschärfen die Situation. Provokationen, Vorwürfe, Ermahnungen oder gar Drohungen führen bei einem angespannten Patienten zwangsläufig zur Eskalation.
11. **Wertschätzende Haltung** – ein angespannter, aggressiver Patient hat die Kontrolle über seine Emotionen verloren. Die innere Einstellung muss sein, diesem Menschen aus der gegenwärtigen Situation zu helfen. Respekt, Wertschätzung und Verständnis werden die Situation entschärfen.
12. **Bedürfnisse und Gefühle herausarbeiten** – das Herausfinden des Grundes für die Angespanntheit des Patienten durch Wahrnehmung oder Fragen hilft, die Situation zu lösen. Mögliche Alternativen, für die manchmal nicht erfüllbaren Wünsche des Patienten, erwecken das Gefühl, dass dennoch auf Bedürfnisse eingegangen wird. Fragen sollten jedoch stets mit dem notwendigen Feingefühl gestellt werden, um weitere Anspannung zu vermeiden.

Diese 12 Regeln bilden die Grundlage, um einen erfolgversprechenden Einstieg in ein Gespräch mit dem Patienten zu finden. Über den Ausgang der Situation entscheiden die jeweilige Kommunikationskompetenz des Einzelnen. Auch hierzu wurden in der Arbeit von Wesuls, Heinzmann und Brinker wesentliche Punkte erarbeitet. Hierzu zählen:

8.3.1.2 *Kommunikation und Gesprächsführung*

a) Anzeichen drohender Eskalation: Die Situation des Patienten

Viele Ursachen für aggressives Verhalten laufen im Inneren des Patienten ab und sind oftmals nur schwer zu erkennen. Eine ausgeprägte Wahrnehmung ist daher unerlässlich (Wahrnehmungsmanagement[63]).

Folgende „Warnsignale" werden aufgeführt:

- Körpersignale (Anspannung, Druck, Nervosität, Apathie, Schwitzen, Kurzatmigkeit, veränderter Blick, Mimik, Körperhaltung)
- Emotionen (Angst, Frustration, Wut, Schmerz, Aussichtslosigkeit, Überforderung, Hilflosigkeit)

---

[62] vgl. Professionelles Deeskalationsmanagement (ProDeMa) Praxisleitfaden zum Umgang mit Gewalt und Aggression in den Gesundheitsberufen 2005
[63] vgl. Professionelles Deeskalationsmanagement (ProDeMa) Praxisleitfaden zum Umgang mit Gewalt und Aggression in den Gesundheitsberufen 2005

- Verhaltensänderung (Verlangen, Verweigern, Änderung der Tonhöhe oder Tonalität, Provokation, Streitsucht, Gewaltaktionen, Hilfesuche, Suche nach einem Sündenbock, Dominanz)
- Wahrnehmung (Wahnvorstellungen, Wahrnehmungsverzerrungen, Verkennungen)

Der Auslöser der letztendlichen Eskalation muss in keinem Zusammenhang mit der Allgemeinsituation stehen. Teilweise ist dieser Auslöser banal und nur schwer wahrzunehmen, bringt für den Patienten aber sprichwörtliche das Fass zum Überlaufen. Daher ist es unerlässlich, die genannten Warnsignale frühzeitig wahrzunehmen.

b) Die Kontaktaufnahme

Aufbauend auf vorher genannten Warnsignalen ist das Energieniveau des Patienten zu bestimmen. Die Autoren geben an, dass je gefangener der Patient in seinen Emotionen ist (und somit geladener), desto wichtiger ist das Durchdringen zu ihm.

Folgendes Vorgehen hätte sich dabei bewährt:
- Ansprechen des Patienten mit seinem Namen
- Eine geeignete Lautstärke, sollte der Patient nicht beim ersten Ansprechen reagieren
- Der Einsatz von Rufwörtern, wie z. B. „Hallo!"
- Leichte Bewegungen, um weder Unruhe durch Hektik oder Unwohlsein durch Stillstand zu erzeugen
- Die Tonalität beim Ansprechen sollte bestimmt, aber freundlich sein

Ergänzt wird entsprechend der jeweiligen Situation:
- Interventionen bei bereits vorherrschenden Gewaltsituationen, wie z. B. „Halt!" oder „Stopp!"
- Verdeutlichung der eigenen Grenzen, wenn der Patient auf einen zukommt, z. B. „Nicht weiter!"
- Ergänzend dazu friedliche Angebote, „wir können das friedlich klären, wenn Sie mich lassen[64]"
- Die eigene Angst ausdrücken, „Bitte bleiben Sie stehen / beruhigen Sie sich, Sie machen mir Angst"
- Vernimmt man vor der Tür bereits erste Signale, empfiehlt es sich vorher anzuklopfen und um ein Herein zu bitten. Wird dies verneint und es besteht keine Selbstverletzungsgefahr, kann das weitere Geschehen vor der Tür verfolgt werden

Sind das Ansprechen und ggf. die ersten Interventionen erfolglos, empfiehlt es sich, weitere Maßnahmen einzustellen und Hilfe zu holen. Weitere Versuche können zu erhöhter Aggressivität führen. Es empfiehlt sich, dem Patienten die Möglichkeit zu geben, sich zu beruhigen, sofern keine Gefahr für sich und Dritte besteht. Aufdrängen, Hektik, Zurechtweisungen, Ungeduld oder gar eigene Aggression sind oftmals die ersten Ursachen für erfolglose Deeskalation.

Ziel dieses Schrittes ist die alleinige Kontaktaufnahme zum Patienten.

---

[64] vgl. Professionelles Deeskalationsmanagement (ProDeMa) Praxisleitfaden zum Umgang mit Gewalt und Aggression in den Gesundheitsberufen 2005

c) **Der Kontaktaufbau:** Wahrnehmung, Widerspiegelung und Fragen

Die Person, die den Kontakt erfolgreich aufgenommen hat, kann durch Widerspiegelung und offene Fragen den Patienten in ein Gespräch binden. Diese Herangehensweise wird auch Rapport aufbauen genannt. Dabei werden diverse Merkmale „kopiert". Dazu zählen Körpersprache, Verhaltensweisen, Mimik, Gestik, Emotionen und Wortwahl. Im Fall der Deeskalation in der Pflege können die Merkmale auf Emotionen und eventuell Körpersprache reduziert werden. Diese Herangehensweise ist kurz und subtil. Im Anschluss wird eine offene Frage gestellt, um den Patienten in einen aktiven Gesprächsteilnehmer zu wandeln.

Beispiel: „Herr Meier, sie sehen verängstigt aus, was quält Sie denn so?"

Auch hier ist das richtige Wahrnehmen der Warnsignale sehr wichtig, um korrekt zu spiegeln und auf den Patienten einzugehen. Wenn das korrekt erfolgt, kann beim Patienten ein Gefühl von Verständnis und eventuell Vertrauen aufgebaut werden.

d) Die Konkretisierung der Ursachen und Beweggründe

War die Widerspiegelung treffend und der Patient geht auf die offene Frage ein, wurde das Gespräch aufgebaut. Um nun Lösungen zu finden und die Situation zu entschärfen, müssen die Ursachen und Beweggründe gefunden werden. Dazu werden Konkretisierungsfragen im Stil von „Was...?" oder „Wie...?" gestellt. Fragen nach Warum, Weshalb oder Wieso veranlassen den Patienten zu sehr, sich rechtfertigen zu müssen[65].

Antwortet der Patient mit mehreren Beweggründen, empfiehlt es sich, im Sinne des Superlativs den schwerwiegendsten Beweggrund in dieser Situation zu finden. Dazu ist es wichtig, die zeitliche Wortwahl anzupassen. Das bedeutet, es werden Wörter wie „jetzt" oder „in diesem Moment" ergänzt.

Beispiel: „Was bringt Sie denn jetzt gerade am Meisten auf?"

Oftmals wird das Gespräch zu diesem Zeitpunkt mehrfach zwischen Widerspiegelungen und Konkretisierungsfragen springen. Je konkreter die Widerspiegelung bzw. je treffender die Emotionen wahrgenommen, desto konkreter werden die Ursachen vom Patienten widergegeben. Wichtig ist, dieser Linie treu zu bleiben und auf eventuelle Provokationen, Abwertungen oder Ablenkungen nicht zu reagieren.

e) Das Eingehen auf die Bedürfnisse und Gefühle des Patienten: echtes Interesse zeigen, Angebote machen, Lösungen erarbeiten

Konnte eine konkrete Ursache gefunden werden, ist es wichtig, mit echtem Interesse auf den Patienten einzugehen. Verständnis und angebrachte Lösungsvorschläge werden negative Emotionen in Zuversicht und Vertrauen umwandeln können, wodurch die Situation häufig an diesem Punkt bereits erfolgreich deeskaliert werden kann.

Echtes Interesse kann dem Patienten vermittelt werden, indem man sich zu ihm setzt, Verständnis zeigt und sich der Patient somit weiter öffnen kann. An diesem Punkt empfiehlt es sich, den Patienten aktiv in die Lösungsfindung mit einzubringen, statt ein Gefühl zu vermitteln, dass Ratschläge erteilt werden.

---

[65] vgl. Professionelles Deeskalationsmanagement (ProDeMa) Praxisleitfaden zum Umgang mit Gewalt und Aggression in den Gesundheitsberufen 2005

Fehlendes Interesse sowie lapidare und unangebrachte Lösungsvorschläge werden weitreichend die Aggressionen verstärken. Daher ist ein hohes Maß an Empathie von grundlegender Natur.

Konnten Lösungen erarbeitet werden, ist es an dem Mitarbeiter, konkrete Angebote zu unterbreiten, die Lösungen zu realisieren. Oftmals ist es dem Patienten nicht möglich, Lösungen allein umzusetzen. Wichtig ist hierbei, dass darauf geachtet wird, keine Versprechen zu geben, die nicht eingehalten werden können. Dennoch wird aktive Hilfe oftmals ausreichen, die Situation zu entschärfen.

f) Das Zeigen eigener Gefühle und Solidarisierung

Um das Gefühl von Verständnis weiter zu verstärken, kann es manchmal sinnvoll sein, seine eigenen Gefühle in das Muster Widerspiegelung und Konkretisierung einzubauen. Dabei ist es von äußerster Wichtigkeit, keine eigenen Beispiele anzuführen. Das würde nur signalisieren, dass man sich selbst wichtiger nimmt, dass die Sorgen des Patienten[66].

Eigene Gefühle zu äußern bedeutet, die gespiegelte Emotion auf sich zu beziehen.

Beispiel: „...das würde mir wahrscheinlich auch Angst machen."

Manchmal kann auch ein letzter Versuch der Solidarisierung sein, seine eigene Hilflosigkeit offen zu zeigen, wenn alle Versuche bisher fehlschlugen. Das stellt jedoch wirklich den letzten Versuch dar. Sollte auch das fehlschlagen, ist die Deeskalation erfolglos beendet.

Beispiel: „...ich möchte Ihnen so gerne helfen, weiß ehrlich gesagt aber gerade gar nicht, wie ich Ihnen helfen kann. Haben Sie vielleicht einen Tipp für mich?"

g) Die Reaktion auf negative Entwicklungen in der Deeskalation

Im Verlauf des Gesprächs können falsche Formulierungen, Widerspiegelungen oder Vorschläge die Anspannung des Patienten wieder hochtreiben. Eine höchstfokussierte Wahrnehmung des Gesprächs ist von höchster Priorität. Die kleinsten Signale (siehe a) Anzeichen drohender Eskalation) müssen wahrgenommen werden. War eine Formulierung verkehrt, ist es wichtig, sich sofort zu entschuldigen und diese Aussage zurückzunehmen.

h) Vorsicht vor zu großem Ehrgeiz

Die Motivation, die Situation entschärfen und zu Patienten beruhigen zu wollen, ist wünschenswert, kann bei übersteigertem Interesse jedoch in Zwang und Druck umschwenken. Diese Spannung überträgt sich schnell auf den Patienten, was zu ins Gegenteil umschlägt und die Situation verschärft. Eine Deeskalation stellt eine Herausforderung dar, jedoch im Sinne einer schwierigen Aufgabe und nicht wie eine sportliche Leistung, die zu gewinnen gilt. Oftmals kann es von Vorteil sein, den Patienten während des Gesprächs zu fragen, ob er zu diesem Zeitpunkt lieber allein sein möchte oder gar einen anderen, bevorzugten Gesprächspartner sehen möchte.

---

[66] vgl. Professionelles Deeskalationsmanagement (ProDeMa) Praxisleitfaden zum Umgang mit Gewalt und Aggression in den Gesundheitsberufen 2005

Es kann diverse Gründe geben, warum präventive Maßnahme und verbale Deeskalationstechniken nicht zum gewünschten Erfolg führen und die Situation sich verschärft bzw. der Patient gewalttätige Handlungen durchführt. In diesem Falle gilt es, die eigene Sicherheit, die des Patienten sowie der weiteren Mitarbeiter und Patienten zu wahren. Dazu können körperliche Interventions- bzw. Abwehrtechniken sowie freiheitsentziehende Maßnahmen eingesetzt werden[67].

8.3.2.1   Körperliche Interventionen

Unter dem Gesichtspunkt von §§ 32 ff. StGB dürfen im Notfall angemessene Techniken angewandt werden, um die eigene Sicherheit zu schützen. Die Unkenntnis über diese Techniken stellt ein erhebliches Risiko für alle Beteiligten dar. Selbstverständlich dürfen die Abwehrtechniken nur im Grenzfall und als absolut letztes Mittel eingesetzt werden, dennoch können sie mit richtigem Einsatz gar Leben retten.

Zu den körperlichen Interventionen gehören:

- Abwehr und Fluchttechniken (Angriffe abwehren)
- Kontroll- und Immobilisationstechniken (Haltegriffe)
- Fixierungstechniken (freiheitsentziehende Maßnahmen)

Die beiden erstgenannten Techniken bedürfen eines gesonderten Trainings aus den Bereichen der Selbstverteidigung. Ohne einen gewissen Grad an entsprechender Kompetenz kann der Einsatz dieser Techniken für alle Beteiligten gefährlich werden. Ein regelmäßiges Training unter professioneller Aufsicht ist daher unabdingbar. Ein positive Nebeneffekt, neben der Fähigkeit sich selbst zu verteidigen, ist ein erhöhtes Maß an Selbstvertrauen, das Ruhe und Gelassenheit in angespannten Situationen mit sich bringen. Allein dadurch steigen die Chancen bereits in den ersten Stadien der Deeskalation. Je gelassener der Gesprächsführer, desto eher werden verbale Deeskalationstechniken eingesetzt und wichtige Signale wahrgenommen, die dann in Lösungen umgewandelt werden können.

8.3.2.2   Fixierungstechniken (freiheitsentziehende Maßnahmen)

Freiheitsentziehende Maßnahmen gelten als letztmöglicher Lösungsansatz zur Vermeidung einer Eskalation. Neben der Einhaltung des in Kapitel XYZ genannten rechtlichen Rahmens sind vor allem die angemessene Auswahl der Fixierungsart den Mitarbeitern zu verdeutlichen. Es gilt immer der Grundsatz: „Nur so viel, wie nötig." Das heißt, das Maß an einzusetzender Gewalt für die

---

[67] vgl. Professionelles Deeskalationsmanagement (ProDeMa) Praxisleitfaden zum Umgang mit Gewalt und Aggression in den Gesundheitsberufen 2005

Ausführung der Maßnahme sowie die Folgen der Maßnahme sollten immer als Mindestmaß im Verhältnis zur Situation stehen[68].

Nachfolgend nochmals die verschiedenen freiheitsentziehenden Maßnahmen:

Fixierungen – Beispiele:

- Gurte
- Seitenteile an Betten
- Verschlossene Türen / Tore
- Festhalten des Betroffenen
- Weg versperren
- Stecktische an Rollstühlen
- Wegnahme von erforderlichen Hilfsmitteln
- Verstecken von Gegenständen (Handtasche, Jacke, …), die zum Verlassen des Hauses gebräuchlich sind

Sedierungen – Beispiele:

- Neuroleptika
- Antidepressiva

Bei diesen Maßnahmen handelt es sich um einen kritischen Eingriff gegen die Grundrechte des Menschen. Die Auswirkungen sind nicht nur rein rechtlicher Natur, sondern in der Praxis deutlich spürbar. Eine berechtigte Handlung gegen den Willen eines Menschen bedarf Erfahrung, Wissen und Kooperation mit den anderen Mitarbeitern. Eine unsachgemäße Ausführung einer freiheitsentziehenden Maßnahme kann psychische und physische Konsequenzen für alle Beteiligten mit sich bringen. Daher sind auch hier regelmäßige Schulungen die Grundlage einer Gewaltprävention, um ein Höchstmaß an Professionalität und Sicherheit zu garantieren. Darüber hinaus müssen Leitlinien integriert werden, wie in spezifischen Situationen die entsprechenden Maßnahmen aussehen sollen und wie der Ablauf zu koordinieren ist. Die Mitarbeiter sind darin zu unterrichten und regelmäßig zu prüfen, nicht nur zum Wohle der Beteiligten, sondern auch im Sinne der Institution. Denn Verfehlungen bei freiheitsentziehenden Maßnahmen haben auch weitreichende Konsequenzen für die Einrichtung, die in der Verantwortung dieser Ausführungen steht[69].

Worauf ist bei der Durchführung einer freiheitsentziehenden Maßnahme zu achten?

1) Einschätzung der vorhandenen Situation
- Wer ist an der Situation beteiligt?
- Wie hoch ist der Aggressionsgrad (Warnsignale)?
- Was wurde bereits durchgeführt?
- Was war davon erfolgreich, was war weniger erfolgreich?
- Wurde eine verbale Deeskalation durchgeführt?
- Muss eine Fixierung wirklich durchgeführt werden?
- Wenn ja, welche Maßnahme ist angebracht?

---

[68] vgl. Professionelles Deeskalationsmanagement (ProDeMa) Praxisleitfaden zum Umgang mit Gewalt und Aggression in den Gesundheitsberufen 2005
[69] vgl. Professionelles Deeskalationsmanagement (ProDeMa) Praxisleitfaden zum Umgang mit Gewalt und Aggression in den Gesundheitsberufen 2005

2) Durchführung der Maßnahme
- Wer übernimmt die Koordination der Durchführung?
- Wer übernimmt die Gesprächsführung?
- Wer übernimmt die Vorbereitung?
- Wer übernimmt welche Aufgabe / Seite / Körperteil bei der Person?
- Wer gibt das Kommando?

8.4 Tertiärprävention

Die Tertiärprävention steht ganz im Zeichen der Nachsorge. Da sich trotz aller präventiven Maßnahmen nicht alle Situationen deeskalieren lassen, wird es unweigerlich zu gewalttätigen Übergriffen kommen.

8.4.1 Ersthilfe und weitere Unterstützung

Sofern notwendig, sollte zunächst die gesundheitliche Ersthilfe für alle Beteiligten erfolgen. Die physische Gesundheit hat vorerst Priorität. Ist die körperliche Sicherheit widerhergestellt, sollte umgehend die psychische Fürsorge angegangen werden. Das Überwinden des ersten Schockmoments und die erste Verarbeitung der Erlebnisse steht hier im Vordergrund. An dieser Stelle sind sowohl alle Kollegen, als auch die Leitungsebene angehalten, mit bestem Wissen und Gewissen zu unterstützen. Gespräche und körperliche Nähe helfen den Betroffenen. Es ist unbedingt zu vermeiden, die Situation zu bagatellisieren, einen Sündenbock finden zu wollen oder andere Kritik auszuüben. Die psychische Verarbeitung derartiger Vorfälle kann, je nach Ausmaß, länger dauern. Das Wohlbefinden für den Mitarbeiter wie auch den Patienten wiederherzustellen, ist keine einfache Aufgabe. Der Umgang mit diesen Situationen wird meist nicht vorab besprochen und ist nicht Teil der Berufsausbildung. Selbstredend entstehen Überforderungen oder gar Traumata. Hier kann es oftmals zu einer Phase erstzunehmender Verstimmungen bis hin zu Depressionen kommen[70].

Scham spielt in diesem Zusammenhang, oftmals auch auf beiden Seiten, eine große Rolle.

Richter orientiert sich in diesem Zusammenhang an den vier Phasen:

- Schockphase (bis zu 48h)
- Akutphase (bis zu 4 Wochen)
- PTBS-Phase (bis zu mehreren Monaten)
- Chronische Phase (bis zu mehreren Jahren)

Die Verantwortung für die Nachsorge der Schock- und Akutphase liegt in der Einrichtung. Nach der ersten Hilfe in der Schockphase, ist die weitere Betreuung des Mitarbeiters, beispielsweise durch einen psychischen Ersthelfer, bereitzustellen. Dazu empfiehlt es sich, einen speziellen Mitarbeiter, der besonders ausgeprägte emphatische und kommunikative Stärken hat, weiter auszubilden. Dieser begleitet den Betroffenen in seinem Arbeitsalltag und geht speziell auf die Bedürfnisse ein. Psychische Probleme, die darüber hinausgehen,

---

[70] vgl. Professionelles Deeskalationsmanagement (ProDeMa) Praxisleitfaden zum Umgang mit Gewalt und Aggression in den Gesundheitsberufen 2005

bedürfen professioneller Hilfe durch einen Therapeuten. Die Einrichtung kann diese Möglichkeiten eröffnen, die Umsetzung bzw. Inanspruchnahme liegt jedoch im eigenen Ermessen des Betroffenen.

8.4.2 Nachbesprechung

Die Nachbesprechung von Vorfällen ist die Pflicht der Einrichtung, um weitere derartige Vorfälle zukünftig zu vermeiden. Je nach Ausmaß kann das eine wöchentliche Besprechung bis zu aufwändigen Kriseninterventionen sein.

Die genaue Erforschung der Ursachen, inklusive aller Einflüsse, bildet hier die Grundlage für die Erhebung von Lösungswegen. An dieser Stelle sollte eng mit dem Qualitätsmanagement gearbeitet werden. Hier haben sich zahlreiche Tools (5why, Ishikawa, 8D-Report, etc.) der Ursachenforschung etabliert. Oftmals kann durch kleine Änderungen der Abläufe, Regeln oder Maßnahmen bereits ein positives Ergebnis erzielt werden. Wenn dem Patienten ein bestimmter Sachverhalt wieder und wieder negativ aufstößt, der nicht unbedingt notwendig oder leicht veränderbar ist, kann hier bereits in der Entstehung von Aggressionen gearbeitet werden. Dazu sind eine ausgeprägte, patientenorientierte Denkweise und kreative Lösungswege notwendig. Ziel ist immer, eine Wiederholung desselben Fehlers zu vermeiden[71].

9. Konzept Gewaltprävention

Im Zuge dieser Hausarbeit, wird im Konzept auf die ausführlichen Texte in dieser Arbeit verwiesen. In einem praktisch existierenden Konzept, würden Texte in Form von Anlagen angehängt werden.

9.1 Zweck

Dieses Konzept dient der Vorbeugung von Gewaltsituationen in der Pflege. Es soll Mitarbeiter im Umgang mit Konflikten schulen, für die Früherkennung von Warnsignalen sensibilisieren und zur Vermeidung gewalttätiger Auseinandersetzungen führen.

9.2 Ziele

- Gewalttätige Auseinandersetzungen sollen vermieden bzw. reduziert werden
- Die sichere Anwendung der Regeln und Maßnahmen aus diesem Konzept
- Schutz der Mitarbeiter und Patienten / Bewohner vor Gewalt
- Reflektion des eigenen Handelns

---

[71] vgl. Professionelles Deeskalationsmanagement (ProDeMa) Praxisleitfaden zum Umgang mit Gewalt und Aggression in den Gesundheitsberufen 2005

9.3 Geltungsbereich

Dieses Konzept gilt für alle Mitarbeiter in allen Abteilungen der Einrichtung.

9.4 Grundsätze

- Die Anwendung von Gewalt ist immer menschliches und fachliches Fehlverhalten
- Die Anwendung von Gewalt kann niemals positiv sein
- Die Grundsätze des Pflegeberufs lassen sich nicht mit Gewalt vereinen
- Durch geeignete Maßnahmen lässt sich Gewalt vermeiden bzw. reduzieren[72]

9.5 Definitionen
9.5.1 Gewalt

„Die Weltgesundheitsorganisation (WHO) definiert in ihrem 2002 erschienen Weltbericht „Gewalt und Gesundheit" wie folgt:

‚Gewalt ist der tatsächliche oder angedrohte absichtliche Gebrauch von physischer oder psychologischer Kraft oder Macht, die gegen die eigene oder andere Person, gegen eine Gruppe oder Gemeinschaft gerichtet ist und die tatsächlich oder mit hoher Wahrscheinlichkeit zu Verletzungen, Tod und psychischen Schäden, Fehlentwicklungen oder Deprivation führt[73].'"

9.5.2 Gewalt gegenüber älteren Menschen (WHO)

„Unter Gewalt gegenüber älteren Menschen versteht man eine einmalige oder wiederholte Handlung oder das Unterlassen einer angemessenen Reaktion im Rahmen einer Vertrauensbeziehung, wodurch einer älteren Person Schaden oder Leid zugefügt wird[74]."

9.5.3 Formen der Gewalt

a) **Personale Gewalt** richtet sich direkt an die eigene oder eine andere Person. Es können verschiedene aktive und passive Ausprägungen beobachtet werden:
- Physische Misshandlung (z. B. Schlagen, Treten, Schubsen, ruckartiges hochziehen aus dem Bett)

---

[72] vgl. https://www.dk-etraining.de › Skript+Gewaltprävention+Allgemeines+Modul, Zugriff: 28.07.2019, 17:00 Uhr

[73] https://gewaltpraevention.tsn.at/node/11, Zugriff: 29.07.2019, 19:16 Uhr
[74] https://www.altenheime-wuppertal.de/upload/23417584-Konzept-Gewaltpraevention.pdf, Zugriff: 28.07.2019, 07:00 Uhr

- Psychische Misshandlung & Verletzungen der Seele (z. B. Beleidigen, Drohen, Ignorieren, Brüllen, Einschüchtern)
- Sexuelle Gewalt (z. B. Nötigung, Übergriffe)
- Finanzielle Gewalt (z. B. Ausbeutung, Vollmachtsmissbrauch)
- Vernachlässigung (z. B. Vernachlässigung des Waschens oder des Essens)
- Einschränkung des freien Willens (z. B. unnötige freiheitsentziehende Maßnahmen (FEM) oder Sedierungen durch Medikamente)

b) **Strukturelle Gewalt** beschreibt Vorgaben oder Regeln, die eine feste Struktur den beteiligten Personen auferlegt. Dabei können Bedürfnisse oder persönliches Handeln eingeschränkt werden. Diese Form der Gewalt kann in Pflegeeinrichtungen beobachtet werden, beispielsweise ein vorgegebener, ungewohnter Tagesablauf für die Bewohner.

c) **institutionelle Gewalt** wird von Institutionen wie Ämtern oder Einrichtungen ausgeübt. Pflegebedürftige erleben ein Beispiel dieser Gewaltform bei der Krankenversicherung.

d) **Kulturelle Gewalt** beschreibt die Traditionen, Werte oder Lebensanschauungen einer Kultur, die die Lebensweise einer Person beeinflussen. Als Beispiel können religiöse, länder- oder geschichtsspezifische Ansichten aufgeführt werden[75].

9.5.4 Intervention

Der Begriff Intervention bedeutet „Einschalten bzw. Dazwischentreten". Es handelt sich dabei um ein gezieltes Eingreifen, um Probleme / Störungen vorzubeugen oder zu beheben[76].

9.6 Zuständigkeiten

Die Erstellung und Pflege obliegt der / dem XYZ.

Die Prüfung erfolgt durch XYZ.

Die Freigabe erfolgt durch den Krankenhausdirektor.

Dokument	Erstellen	Prüfen	Freigeben

9.7 Rechtlicher Rahmen

Relevante Gesetze in der Gewaltprävention (Gesetzestexte siehe Hausarbeit).

---

[75] vgl. https://www.pflege-gewalt.de/, Zugriff: 11.08.2019, 18:54 Uhr
[76] https://www.landsiedel-seminare.de/coaching-welt/wissen/lexikon/intervention.html, Zugriff: 06.09.2019, 11:10 Uhr

9.7.1 Grundgesetz

- Art. 1, Abs. 1 und 2, GG
- Art. 2, Abs. 1 und 2, GG

9.7.2 Strafrecht

Folgende Handlungen gelten als strafrechtlich anzeigefähig:

- §32, StGB – Notwehr
- §33, StGB – Überschreitung der Notwehr
- §34, StGB – Rechtfertigender Notstand
- §239, StGB – Selbstbestimmung

9.7.3 Bürgerliches Gesetzbuch

- §1906, BGB – Freiheitsentziehende Maßnahmen

9.8 Prävention, Deeskalation und weiteres Vorgehen

9.8.1 Primäre Prävention:

Ziel der primären Prävention ist die Vermeidung und das Nicht-Entstehen von Aggression bzw. Gewalt und das Erkennen von Risikofaktoren durch:

9.8.1.1 Personalebene:

- Beobachtung und Reflektion des eigenen Verhaltens, des Verhaltens der Patienten und der Kollegen sowie Beobachtung des Arbeitsumfelds
- Sachliche und reibungslose Kommunikation, gute Gesprächskultur (Kommunikationstraining)
- Professioneller Umgang mit Gefühlen
- Angemessenes Nähe-Distanz-Verhältnis
- Korrekte Auswahl und Umsetzung der Pflegemaßnahmen
- Vorbereitung der Patienten auf Abläufe und Pflegemaßnahmen (Transparenz)
- Einhaltung der Belastbarkeitsgrenze (Pausen beachten und einhalten)
- Größtmögliche Professionalität in der Ausübung der Arbeit, Fachkompetenz
- Einbeziehung der Vertrauensperson bei persönlichen Problemen oder Überlastung
- Auf sich selbst und seinen Körper achten und einen Ausgleich zwischen Arbeit und Erholung schaffen
- Pausen in Ruheräume verbringen und nicht auf Station
- Besuchen von Fort- und Weiterbildungen

- Bei Antipathie und einer angespannten Situation, Pflege abbrechen, den Raum verlassen und einen Kollegen bitten, den Patienten zu übernehmen

9.8.1.2   Organisationsebene:

- Auswertung der Beobachtungen in monatlichen Teamgesprächen und Fallbesprechungen
- Kontrolle der Einhaltung der Pausen in den vorgesehenen Ruheräumen
- Ernennung einer Vertrauensperson
- Dienstplan so schreiben, das die Mitarbeiter eine ausgeglichene Work-Life-Balance haben, um sich zu erholen
- Passender Personalschlüssel für die Anzahl der Patienten
- Fort- und Weiterbildungen der Mitarbeiter, gerade auch in der Gewaltprävention – Deeskalations- und Kommunikationstraining
- Hohe Transparenz der einzelnen Arbeitsabläufe und Prozesse[77]

9.9   Sekundäre Prävention

Die Sekundäre Prävention ist auf die Deeskalation Gewaltsituationen ausgelegt. Sie unterteilt sich in verbale und körperliche Interventionen. Erster Ansatz einer direkten Deeskalation besteht in entschärfenden Gesprächen zum Abbau der Aggressionen.

9.9.1   Kommunikations- und Gesprächsführung
(ausführliche Beschreibung siehe Hausarbeit S. 34-37)

i)   **Anzeichen drohender Eskalation** – Situation des Patienten oder Kollegen
-    Warnsignale erkennen und frühzeitig wahrnehmen
j)   Die Kontaktaufnahme
-    Aufbauend auf den Warnsignalen ist das Energieniveau zu bestimmen
-    Einleiten der Kontaktaufnahme mit geeigneter Lautstärke, Tonalität und Wortwahl
-    Sind die Kontaktaufnahme bzw. erste Intervention erfolglos, empfiehlt es sich, weitere Maßnahmen einzustellen und Hilfe zu holen
k)   **Der Kontaktaufbau** – Wahrnehmung, Widerspiegelung und Fragen
-    Binden des Patienten in ein Gespräch durch Fragen und Widerspiegelung
l)   Die Konkretisierung der Ursachen und Beweggründe
-    Konkretisierungsfragen, um Beweggründe herauszufinden
-    Im Falle von mehreren Gründen, den wichtigsten Grund herausfiltern
-    Keine Ablenkungen zulassen
m)   **Das Eingehen auf die Bedürfnisse und Gefühle des Patienten** – echtes Interesse zeigen, Angebote machen, Lösungen erarbeiten

---

[77] vgl. Hausarbeit Aggressionsmanagement in Gesundheitseinrichtungen 2015

- Mit Interesse auf die Person eingehen
- Verständnis zeigen und Lösungsvorschläge gemeinsam erarbeiten
- Konkrete Angebote unterbreiten, um Lösungen zu realisieren
- Keine Versprechen geben, die nicht eingehalten werden können
n) Das Zeigen eigener Gefühle und Solidarisierung
- Eigene Gefühle in das Muster der Widerspiegelung und Konkretisierung einbauen, um Mitgefühl zu verstärken
- Keine eigenen Beispiele anführen, da sonst eine Gegenreaktion droht
o) Die Reaktion auf negative Entwicklungen in der Deeskalation
- Falsche Formulierungen, Widerspiegelungen oder Vorschläge können eine erneute Anspannung hervorrufen
- Weiterhin auf Warnsignale achten
p) Vorsicht vor zu großem Ehrgeiz
- Gesteigertes Interesse kann zu Zwang und Druck umschwenken und die Anspannung steigern[78]

9.9.2 Körperliche Intervention- und Fixierungstechniken

a) Körperliche Interventionen
- Anwendung körperlicher Interventionen nur im Notfall (siehe §32 ff. StGB) und notwendigem Können

Zu den körperlichen Interventionen gehören:

- Abwehr und Fluchttechniken (Angriffe abwehren)
- Kontroll- und Immobilisationstechniken (Haltegriffe)
- Fixierungstechniken (freiheitsentziehende Maßnahmen)

➔ Die beiden erstgenannten Techniken bedürfen eines gesonderten Trainings aus den Bereichen der Selbstverteidigung. Ohne einen gewissen Grad an entsprechender Kompetenz kann der Einsatz dieser Techniken für alle Beteiligten gefährlich werden!

b) Fixierungstechniken (Freiheitsentziehende Maßnahmen)
- Letztmöglicher Lösungsansatz zur Vermeidung einer Eskalation
- Angemessene Auswahl der Fixierungsart.

➔ Es gilt immer der Grundsatz: „Nur so viel, wie nötig."
Bei diesen Maßnahmen handelt es sich um einen kritischen Eingriff gegen die Grundrechte des Menschen.

---

[78] vgl. Professionelles Deeskalationsmanagement (ProDeMa) Praxisleitfaden zum Umgang mit Gewalt und Aggression in den Gesundheitsberufen.

- Bei der Durchführung einer freiheitsentziehenden Maßnahme ist auf die richtige Einschätzung der Situation und die korrekte Ausführung zu achten[79]

9.10 Tertiäre Prävention

Steht im Zeichen der Nachsorge, da sich trotz aller präventiven Maßnahmen nicht alle Situationen verhindern lassen

- Erste Hilfe leisten
- Gespräche mit Betroffenen und den Angehörigen / Vorgesetzten
- Fallgespräche führen
- Teamsitzungen
- Sofortige Gespräche bei beobachtetem Fehlverhalten (z. B. falsche Pflegemaßnahmen, Interventionen oder Anschreien) von Kollegen suchen
- Weitere Betreuung des Betroffenen z.b. durch psychischen Ersthelfer und Psychologen

9.11 Dokumentation

- Vorfall von Gewaltsituationen, -handlungen und problematischen Verhalten genauestens dokumentieren (Uhrzeit, was ist passiert, wer ist alles Betroffen, wo ist es passiert, welche Maßnahmen wurden ergriffen (siehe Protokoll XYZ)- Beschwerdeprotokoll und Gefährdungsbeurteilung
- Aufnahme in Gesprächsprotokolle (Teamsitzung, Supervisionen, Mitarbeitergespräche)
- Wenn eine Gewalthandlung vom Patienten ausgeht, wird diese in den pflegerischen Verlaufsbericht dokumentiert
- Weiterleitung des Protokolls an die Pflegedienstleitung und die Krankenhausdirektion

Unterlage	aufbewahrende Organisationseinheit	Aufbewahrungsdauer
Protokoll XYZ	Stationsleitung	10 Jahre

---

[79] vgl. Professionelles Deeskalationsmanagement (ProDeMa) Praxisleitfaden zum Umgang mit Gewalt und Aggression in den Gesundheitsberufen.

- Werden Mitarbeiter stetig für Warnsignale und eigene Gefährdung sensibilisiert?
- Erkennen sie Warnsignale rechtzeitig?
- Wann sind die letzten Gewalthandlungen aufgetreten, was ist genau passiert und wurden Gewaltsituationen in der letzten Zeit vermieden bzw. reduziert?
- Wurden bei der Umsetzung der Maßnahmen alle Mitarbeiter mit einbezogen und geschult?
- Wurden die Maßnahmen in solchen Situationen korrekt umgesetzt und fand eine gesteuerte Kommunikation statt?
- Findet eine Unterstützung der Gesunderhaltung und -förderung aller Mitarbeiter statt?[80]

9.13 Mitgeltende Unterlagen

Dok.-Nr.	Ausgabedatum	Titel

9.14 Verteiler

Die nachfolgend genannten Stellen erhalten jeweils die aktuelle Ausgabe dieser Verfahrensanweisung:

Empfänger	Empfänger	Empfänger

9.15 Änderungsdienst

Diese Verfahrensanweisung unterliegt einem Änderungsdienst.

Für den Änderungsdienst ist zuständig: siehe Benennung *Änderungsdienst*.

Korrekturen aus Anlass einer Aktualisierung oder Fehlerbeseitigung sind über den Änderungsdienst zu veranlassen.

---

[80] vgl. https://www.altenheime-wuppertal.de/upload/23417584-Konzept-Gewaltpraevention.pdf, Zugriff: 28.07.2019, 07:00

Zu dieser Verfahrensanweisung gelten die folgend aufgeführten Anlage mit:

Anlage-Nr.	Ausgabedatum	Titel der Anlage
1		Die 12 Grundregeln der Deeskalation
2		Kommunikation und Gesprächsführung
3		Körperliche Interventions- und Fixierungstechniken

10 Fazit

Persönliche Erlebnisse und Erfahrungen an der eigenen Person sowie der Kollegen im näheren Umfeld haben das Thema Gewaltprävention für meine Hausarbeit sehr interessant gemacht. Im Laufe meiner Ausbildung und der weiteren Berufsjahre habe ich feststellen müssen, dass die Vorbereitung auf etwaige Situationen deutlich zu kurz kommt. Als ich mit dieser Hausarbeit anfing, dachte ich, dass sich mit Thema Gewalt in der Pflege nur wenige Personen beschäftigt haben. Während meiner Recherche musste ich jedoch feststellen, dass es einige Bücher, Versuche und Modelle gibt. Gewalt in der Pflege ist ein international brisantes Thema. Umso bedauerlich ist es, dass es in der Praxis zu wenig Beachtung findet, trotz der weitreichenden Konsequenzen, die entstehen können.

Wie ich feststellte, beschäftigt man sich auch in Deutschland mit diesem Thema. So ist es beispielsweise Bestandteil der Pflege-Charta sowie des Pflege-TÜVs. Beide sind jedoch weder verpflichtend oder befinden sich noch im Planungsstadium. So gibt es keine allgemeingültigen Standards oder Vorschriften. Im Gegenzug wird von den Pflegekräften ein professioneller Umgang in Situationen erwartet, auf die sie nicht vorbereitet wurden. Aus meiner Sicht müssen angehende Pflegekräfte bereits in der Ausbildung mit dem Thema Gewalt konfrontiert und darauf vorbereit werden. Darüber hinaus sollte es ein Muss für Einrichtungen sein, ein Konzept zur Gewaltprävention einzuführen und zu etablieren und die Mitarbeiter darin regelmäßig zu schulen. Veränderte Bedingungen, alternative Reaktionsmuster, gesteigerte Kompetenzen sowie Präventions- und Interventionsstrategien (siehe Sekundär- und Tertiärprävention) können Aggressionspotential eindämmen bzw. verhindern. Doch die reine Theorie hilft nicht, wenn es an der Umsetzung mangelt. Die Einrichtungen sind dazu angehalten, ihre Mitarbeiter zu unterstützen, zu fördern und von deren Wissen Gebrauch zu machen. Denn ohne professionelles Personal kann kein professionelles Handeln erwartet werden. Dazu müssen auch die Bedingungen für die Mitarbeiter stimmen. Das bedeutet: Klare Zuordnungen und Verantwortlichkeiten, die Bereitschaft Strukturen zu verändern und Prozesse zu optimieren, wann immer es notwendig ist. Denn gerade in der heutigen Zeit sind veraltete Strukturen, Ignoranz und Sackgassen für Arbeitnehmer jeglicher Art nur drei Beispiele der schwerwiegendsten Ursachen für Unzufriedenheit am Arbeitsplatz. Daher gilt es für Einrichtungen, die Arbeitsbedingungen an die Gegebenheiten anzupassen (siehe Primärprävention).

Literaturverzeichnis:

Bohnen, Nicole, Hesa, Manuela, Kalvari, Anne-Kathrin (2015): Hausarbeit Aggressionsmanagement in Gesundheitseinrichtungen. Münster

Breakwell, Glynis M. (1998): Aggressionen bewältigen-Umgang mit Gewalttätigkeit in Klinik, Schule und Sozialarbeit. Verlag Hans Huber.

Dietrich, G.; Walter, H. (1972). Grundbegriffe der psychologischen Fachsprache. München: Ehrenwirth Verlag.

Dorsch, F.; Becker-Carus, C. (1976) Psychologisches Wörterbuch. Bern Stuttgart Wien: Verlag Hans Huber.

Dorsch, F.; Traxel, W. (1963). Psychologisches Wörterbuch. Hamburg: Richard Meiner. Bern: Hans Huber.

Grond, Erich (2007): Gewalt gegen Pflegende. Bern, Göttingen, Toronto, Seattle: Verlag Hans Huber.

Hirschberg, K. – R.; Kähler, B. (2009): Gewalt und Aggression in der Pflege – ein Kurzüberblick-. Hamburg: Berufsgenossenschaft für Gesundheitsdienst.

Jungnitz, Ludger; Neise, Michael; Brucker, Uwe; Dr. Kimmel, Andrea; Prof. Dr. Zank, Susanne (2017): Projekt Gewaltfreie Pflege Prävention von Gewalt gegen Ältere in der pflegerischen Langzeitversorgung. Essen: Medizinischer Dienst des Spitzenverbandes Bund der Krankenkassen e.V. (MDS).

Köck, P.; Ott, H. (1994). Wörterbuch für Erziehung und Unterricht. Donauwörth: Verlag Ludwig Auer.

Kornadt, Hans-Joachim (1982): Aggressionsmotiv und Aggressionshemmung. Bern-Stuttgart-Wien: Verlag Hans Huber.

Mahncke Sandra (2014): Gewaltprävention in der stationären Altenpflege Gewaltige Grenzüberschreitungen der Pflegekräfte gegenüber der Pflegebedürftigen. Hamburg

Mayer, Stephanie (2009): Gewalt und Aggressionen in der Pflege.

Osterbrink, Jürgen; Andratsch, Franziska (2015): Gewalt in der Pflege; Wie es dazu kommt. Wie man sie erkennt. Was wir dagegen tun können. München: Verlag C.H. Beck

Schirmer, Uwe; Mayer, Michael; Vaclav, Jörg; Papenberg, Wolfgang; Martin, Veronika; Gaschler, Franz; Özköylu, Seli (2010): Prävention von Aggressionen und Gewalt in der Pflege: Grundlagen und Praxis des Aggressionsmanagements für Psychiatrie und Gerontopsychiatrie. Hannover: Schlütersche Verlagsgesellschaft

Staudhammer, Martina (2017): Prävention Von Machtmissbrauch und Gewalt in der Pflege. Wien: Springer Verlag.

Walter, Gernot; Nau, Johannes; Oud, Nico (2012): Aggression und Aggressionsmanagement. Bern Hans Huber Verlag

Weissenberger-Leduc, Monique; Weiberg, Anja (2010): Gewalt und Demenz: Ursachen und Lösungsansätze. Für ein Tabuthema in der Pflege. Wien New York: Springer

Welsus, Ralf; Heinzmann, Thomas; Brinker, Ludger (2005) Professionelles Deeskalationsmanagement (ProDeMa) Praxisleitfaden zum Umgang mit Gewalt und Aggression in den Gesundheitsberufen.

Wykes, Til (1994): Violence and Health Care Professionals. US Springer Verlag.

Internetquellen:

Aggression, URL: https://de.wikipedia.org/wiki/Aggression, Zugriff: 30.07.2019, Uhrzeit: 14:16 Uhr

Begriffsbestimmungen Gewalt, URL: https://gewaltpraevention.tsn.at/node/11, Zugriff: 29.07.2019, 19:16 Uhr

Bürgerliches Gesetzbuch, URL: https://www.gesetze-im-internet.de/bgb/__618.html, Zugriff:20.08.2019, 16:35 Uhr

Bürgerliches Gesetzbuch, URL: https://www.gesetze-im-internet.de/bgb/__1906.html, Zugriff: 20.08.2019, 22:17 Uhr

Bürgerliches Gesetzbuch, URL: http://www.gesetze-im-internet.de/bgb/__1906.html, Zugriff:20.08.2019, 22:58 Uhr

Bürgerliches Gesetzbuch, URL: https://www.gesetze-im-internet.de/bgb/__1906.html, Zugriff:22.08.2019, 22:36 Uhr

DbfK fordert Pausenkultur in der Pflege, URL: https://www.dbfk.de/de/presse/meldungen/2017/DBfK-fordert-Pausenkultur-in-der-Pflege.php, Zugriff: 30.08.2019, 15:54 Uhr

Deeskalation, URL: https://docplayer.org/15499341-Deeskalation-stephan-noelle-deeskalationstrainer-deeskalationstraining.html, Zugriff: 28.07.2019, 17:56 Uhr

Diagnose Burnout: Wenn der Pfleger selbst zum Pflegefall wird, URL: https://www.ukv.de/content/service/gesundheit-aktuell/burnout-im-pflegefall/ ,Zugriff:01.09.2019, 9:33 Uhr

Empathie in der Pflege, URL: https://www.empathie.com/medien/detail/empathie-in-der-pflege/, Zugriff: 10.08.2019, 7:46 Uhr

Empathie in der Pflege, URL: https://carewelt.de/2018/12/23/empathie-in-der-pflege/, Zugriff: 10.08.2019, 7:52 Uhr

Ernährung und Verhalten: Hunger macht aggressiv, URL: https://www.spiegel.de/wissenschaft/mensch/ernaehrung-und-verhalten-hunger-macht-aggressiv-a-557973.html, Zugriff: 05.09.2019, 9:36 Uhr

Freiheitsentziehende Maßnahmen, URL: https://www.biva.de/dokumente/broschueren/Freiheitsentziehende-Massnahmen.pdf, Zugriff: 20.08, 22:35 Uhr

Gewalt gegen Rettungskräfte, URL: https://www.gesundheitsdienstportal.de/gewaltpraevention/. Zugriff: 29.07.2019, 21:20 Uhr

Gewalt in der Pflege ⇒ Ursache, Formen, Hilfe, URL: https://www.pflege-durch-angehoerige.de/gewalt-pflege/, Zugriff: 30.07.2019, 09:17 Uhr

Gewalt in der Pflege, URL: https://www.altenpflegeschueler.de/sonstige/gewalt-in-der-pflege/, Zugriff:05.08.2019, 21:13 Uhr

Gewaltprävention in der Pflege, URL: https://www.pflege-gewalt.de/, Zugriff: 11.08.2019, 18:54 Uhr

Gewaltprävention in der Pflege, URL: https://www.dk-etraining.de › Skript+Gewaltprävention+Allgemeines+Modul, Zugriff: 28.07.2019, 17:00 Uhr

Grundgesetz für die Bundesrepublik Deutschland, URL: https://www.gesetze-im-internet.de/gg/art_2.html, Zugriff: 20.08.2019, 21:46 Uhr

Intervention-Definition, Anwendungsbereiche und Coaching Techniken, URL: https://www.landsiedel-seminare.de/coaching-welt/wissen/lexikon/intervention.html, Zugriff: 06.09.2019, 11:10 Uhr

Konzept Gewaltprävention, URL: https://www.altenheime-wuppertal.de/upload/23417584-Konzept-Gewaltpraevention.pdf, Zugriff: 28.07.2019, 07:00 Uhr

Mit mir nicht! Aggressionsmanagement für Pflegefachkräfte, URL: https://www.oegkv.at/fileadmin/user_upload/Publikationen/Diplomarbeiten/FBA-Dienstl_Christian.pdf, Zugriff:31.07.2019, 20:56 Uhr

Modell der fördernden Prozesspflege, URL: https://de.wikipedia.org/wiki/Modell_der_f%C3%B6rdernden_Prozesspflege, Zugriff:12.08.2019, 19:22 Uhr

Phänomen Aggression, URL: https://www.altenpflegeschueler.de/sonstige/phaenomen-aggression/, Zugriff: 29.07.2019, 20:36 Uhr

Strafgesetzbuch, URL: https://www.gesetze-im-internet.de/stgb/__32.html, Zugriff: 20.08.2019, 20:12 Uhr

Strafgesetzbuch, URL: https://www.gesetze-im-internet.de/stgb/__34.html, Zugriff: 20.08.2019, 20:36 Uhr

Strafgesetzbuch, URL: https://www.gesetze-im-internet.de/stgb/__33.html, Zugriff: 20.08.2019, 21:12 Uhr

Strafgesetzbuch, URL: https://www.gesetze-im-internet.de/stgb/__239.html, Zugriff: 20.08.2019, 22:05 Uhr

Untersuchung zeigt: Pflegende werden mit Gewalterfahrungen zu häufig alleine gelassen, URL: https://www.bbraun-stiftung.de/de/service/newsroom/untersuchung-zeigt--pflegende-werden-mit-gewalterfahrungen-zu-hae1.html, Zugriff: 28.07.2019. 10:46 Uhr

Urteil: Altenpflegerin misshandelte 94- Jährige, URL: https://www.ln-online.de/Lokales/Lauenburg/Urteil-Altenpfleger-misshandelte-94-Jaehrige, Zugriff: 28.07.2019, 10:55 Uhr

Weltbericht Gewalt und Gesundheit, URL: https://www.who.int/violence_injury_prevention/violence/world_report/en/summary_ge.pdf, Zugriff:28.07.2019, 18:37 Uhr

Wissen über Gewalt in der Pflege, URL: https://www.pflege-gewalt.de/wissen/, Zugriff: 28.07.2019, 07:35 Uhr

Wut und Aggression: Ursachen und Auslöser, URL: https://www.gesundheit-und-wohlbefinden.net/wut-und-aggression-ursachen-und-ausloeser/, Zugriff: 12.08.2019, 12:53 Uhr

BEI GRIN MACHT SICH IHR WISSEN BEZAHLT

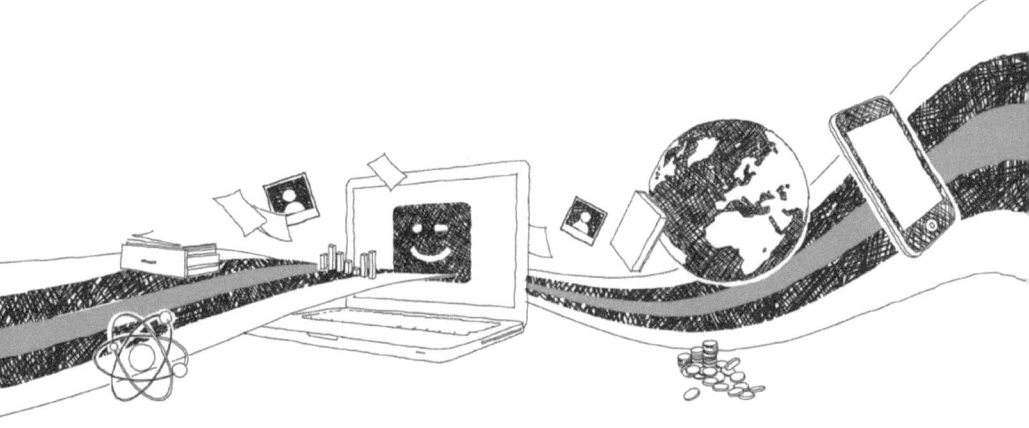

- Wir veröffentlichen Ihre Hausarbeit,
  Bachelor- und Masterarbeit

- Ihr eigenes eBook und Buch -
  weltweit in allen wichtigen Shops

- Verdienen Sie an jedem Verkauf

Jetzt bei www.GRIN.com hochladen
und kostenlos publizieren

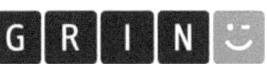